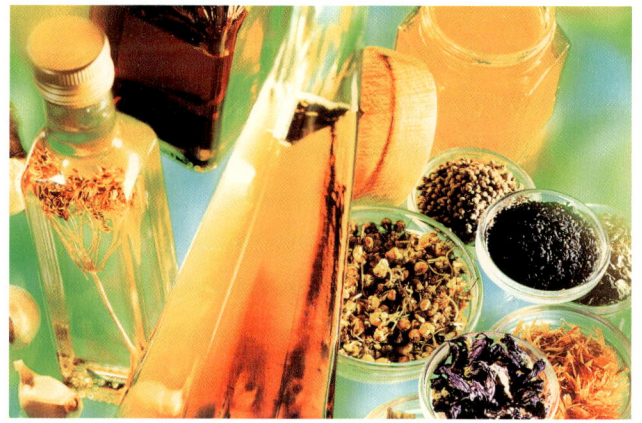

TANJA HIRSCHSTEINER

Von Apfelessig bis Weißdorn

Die besten Haus- und Naturheilmittel

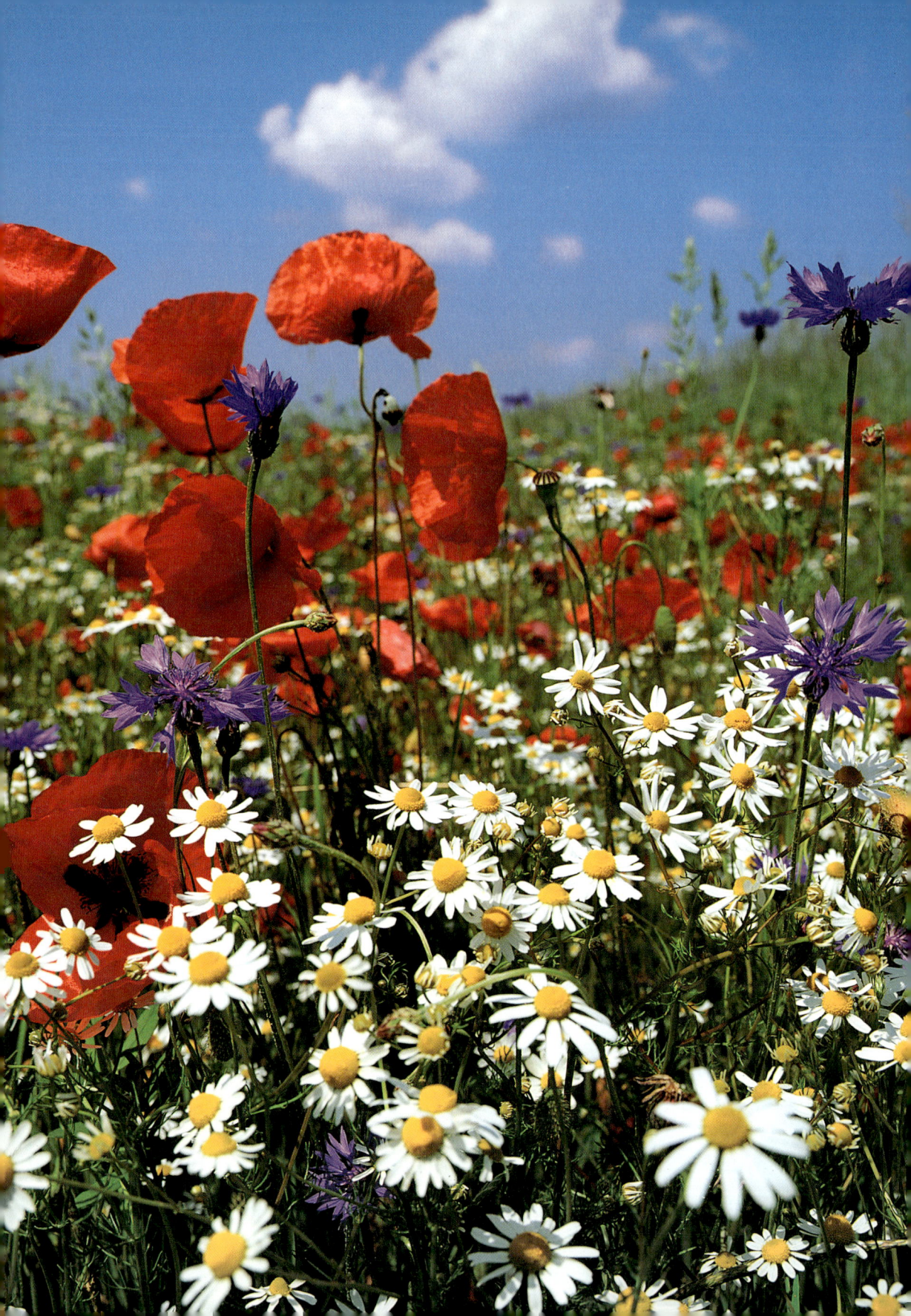

Vorwort

Wußten Sie, daß man mit Honig fast alle Bakterien bekämpfen kann? Daß die Popsängerin Madonna jeden Morgen Kombucha trinkt? Warum Abstinenzler ungesünder leben als Weintrinker? Wollten Sie schon immer einmal wissen, was Heilpflanzen wirklich können und wie man sie richtig verwendet? Oder wann und wie ein kalter oder ein warmer Wickel angelegt wird?

Dann gehören Sie zu den Menschen, die die Verantwortung für ihre Gesundheit nicht in der Arztpraxis abgeben wollen. Die Tablette oder das Messer des Chirurgen sind in vielen Fällen sinnvoll und notwendig. Aber wie viele Möglichkeiten stehen uns zusätzlich zur Verfügung, um Krankheiten zu verhindern oder sanft zu behandeln!

Ich habe für Sie Großmutters »Geheimrezepte« und Gesundheitstricks zusammengetragen, mit den aktuellen Erkenntnissen der modernen Wissenschaft verglichen und ergänzt. Herausgekommen ist eine Sammlung der besten altbewährten Hausmittel und wichtigsten Heilpflanzen, die Hinweise auf verschiedene Anwendungsmöglichkeiten und viele Rezepte zum Selbstmachen enthält. Einige der Heilmittel haben Sie sicherlich schon zu Hause, so daß Sie sofort damit beginnen können, leichte Beschwerden zu behandeln. Und wenn Sie diese »Gesundmacher« regelmäßig anwenden, können Sie verhindern, daß Beschwerden überhaupt erst entstehen. Ich hoffe, daß Ihnen dieses Buch so viel Appetit auf Honig, Sauerkraut, Knoblauch, Gewürze, Öle, Grünen Tee und vieles andere machen wird, daß Sie gar nicht erst krank werden.

Tanja Hirschsteiner

Inhalt

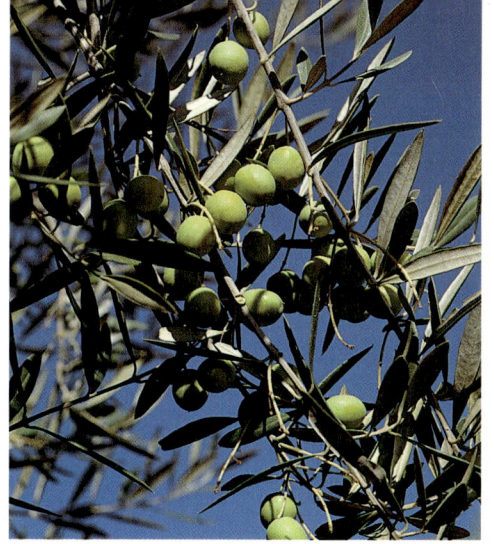

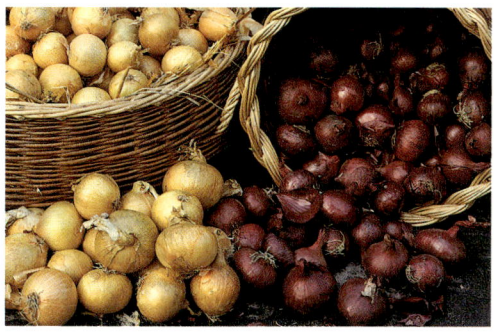

Inhalt

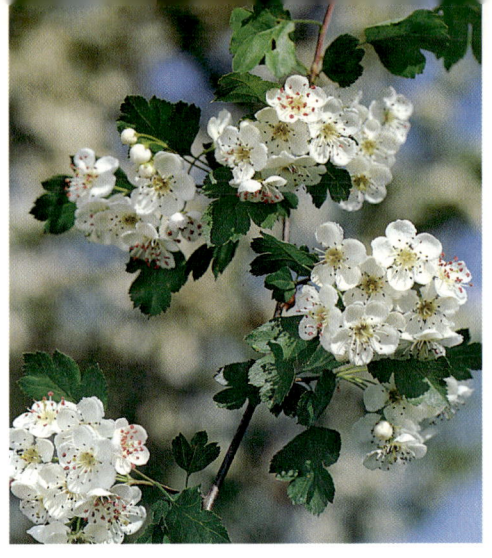

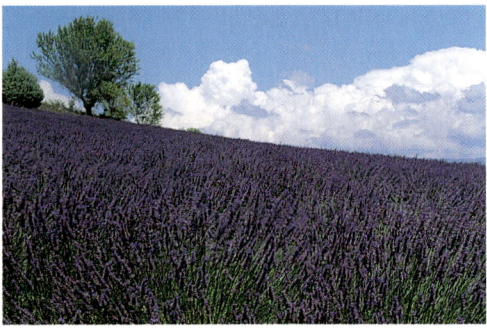

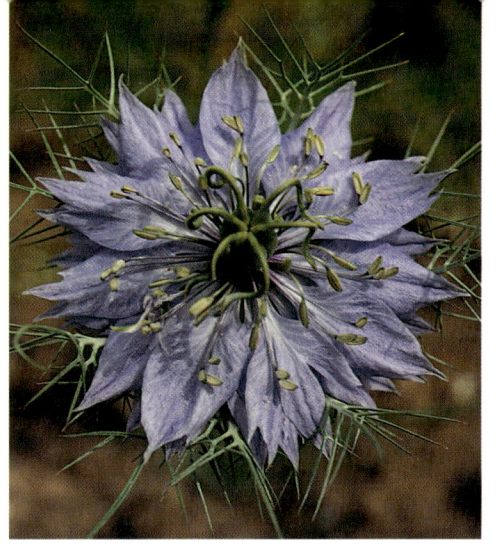

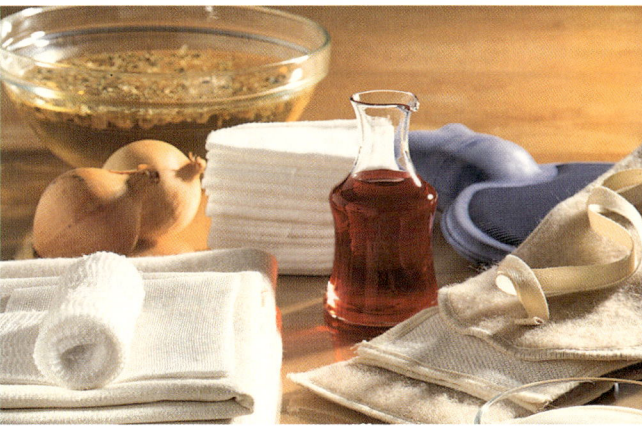

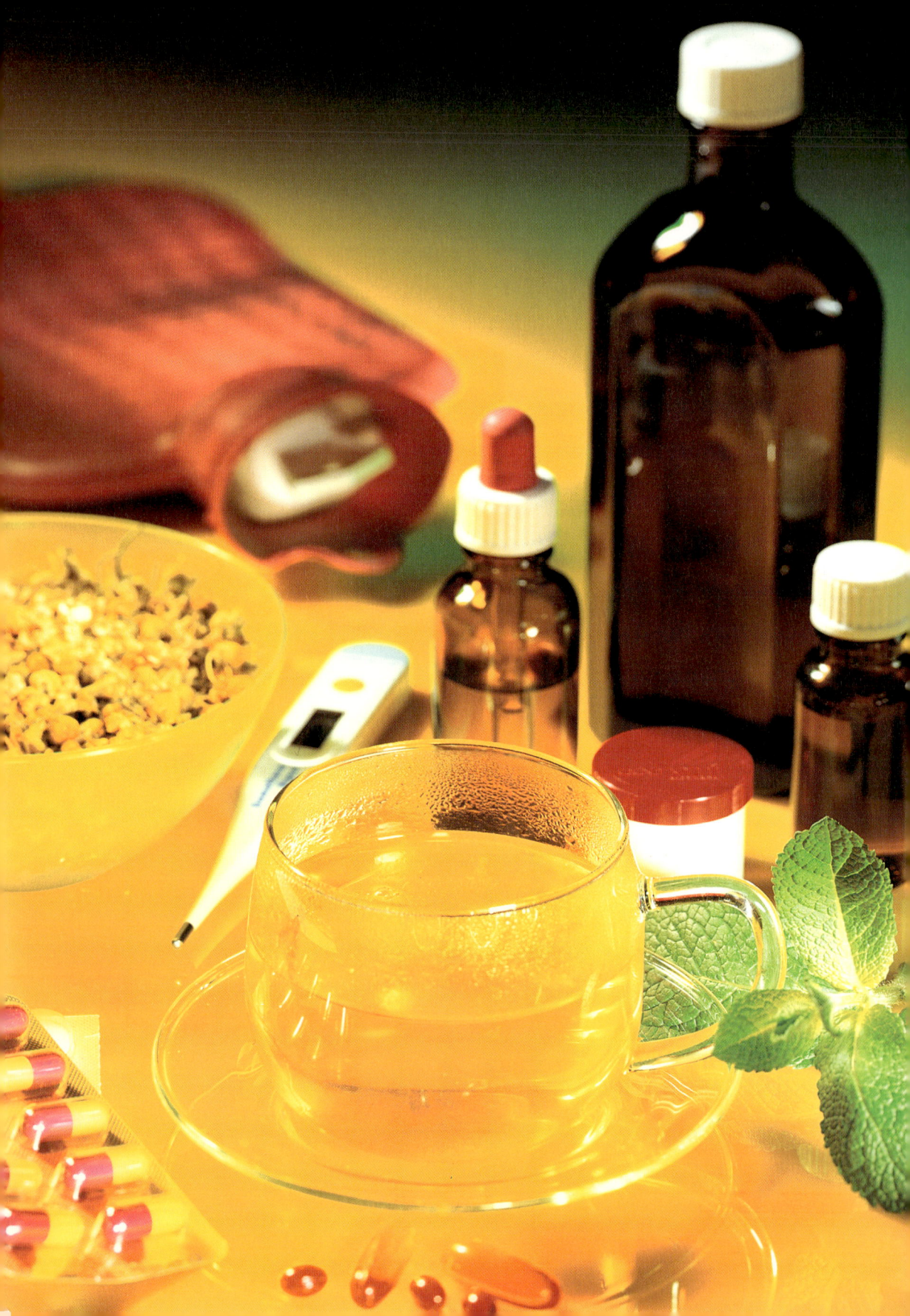

Sanfte Hilfe aus der Natur

Seit Jahrtausenden schöpfen die Menschen Kraft und Gesundheit aus der Natur. Sie sammeln Heilkräuter, verwenden Pflanzen aus dem Gemüsegarten zu Heilungszwecken und wissen die heilenden Kräfte des Wassers zu nutzen. Dank dieser Möglichkeiten gab es schon immer Menschen, die bei bester Gesundheit ein hohes Alter erreichten.

Nachdem diese Kenntnisse durch die rasante Entwicklung der Medizin und der Chemie ein wenig in Vergessenheit geraten waren, besinnt man sich jetzt wieder des alterprobten Wissens. Denn die Behandlung mit Naturheilmitteln und Hausmitteln birgt weniger Gefahren durch unerwünschte Nebenwirkungen als die moderne Medizin. Begleitet werden sollte sie allerdings immer durch eine gesunde Ernährung und eine ausgeglichene Lebensweise. Denn am wichtigsten für jede Gesundung ist die Harmonie zwischen Körper und Seele – die wiederum von vielen der natürlichen Haus- und Heilmittel merklich unterstützt wird.

Altbewährtes – neu entdeckt

Von Nonnen, Pfarrern und Großmüttern

Lange vor der Systematisierung des Heilwissens waren es die alten Frauen, aber auch Dorfheiler, die im Laufe ihres Lebens viele Erfahrungen über die Behandlung von Krankheiten mit Pflanzen, Mineralien und anderen Stoffen aus der Natur sammelten. Dieses Erfahrungswissen wurde in den mittelalterlichen Klöstern weiterentwickelt. Mönche und Nonnen verglichen die Heilmittel des Volkes mit den alten römischen und griechischen Schriften, experimentierten und zeichneten ihre Erkenntnisse auf. Die heilige Hildegard von Bingen, die im 12. Jahrhundert lebte, war wohl die berühmteste Vertreterin dieser Klostermedizin.

Erfahrungswissen wurde über viele Jahrhunderte hinweg gesammelt

Im 19. Jahrhundert schließlich entwickelte Samuel Hahnemann die Homöopathie, J. S. Hahn und Ch. W. Hufeland propagierten Wasseranwendungen, die von dem katholischen Pfarrer Sebastian Kneipp weiterentwickelt wurden. Er verordnete kalte Güsse, Waschungen, Bäder, Wassertreten, Wickel, aber auch Heilkräuterzubereitungen und eine gesunde Lebensweise.

Unsere Großmütter kannten noch die heilenden Kräfte der Natur und halfen der ganzen Familie mit einfachen, aber wirkungsvollen Mitteln wie Kräutertees, Säften, Inhalationen und Wickeln. Die natürlichen Heilmethoden wurden von Generation zu Generation überliefert – bis sie durch den blinden Glauben an die Fortschritte der Schulmedizin über ein paar Jahrzehnte fast vergessen wurden.

Heilungsrituale

Soll ein kranker Mensch geheilt werden, müssen seine Selbstheilungskräfte aktiviert werden. Das geschieht über die Stärkung des Immunsystems, aber auch über die Unterstützung der psychischen Kraft des Patienten. Im Mittelalter verordneten die Mönche und Nonnen in ihren Hospitälern zu einem Medikament gleich das passende Gebet. In der Zeit vor der Aufklärung begleiteten mythischer Glaube und Riten die Behandlung von Kranken, was auf die Heilung großen Einfluß hatte. Heutzutage kommt in der täglichen ärztlichen Praxis die per-

Ein Kranker braucht Zuwendung

sönliche Zuwendung meistens zu kurz, zu oft werden nur ein paar Worte gewechselt und der Rezeptblock gezückt. Die Naturheilverfahren dagegen sind mit etwas Aufwand, also einer Art »ritueller Handlung« verbunden. Das fängt schon bei der einfachen Zubereitung einer Tasse Tee an, vor allem aber Wickel sind eine Möglichkeit, den Patienten liebevoll zu umsorgen.

Gesund werden, gesund bleiben

Dieses Buch soll Ihnen helfen, Naturheilmittel richtig einzusetzen. Es soll Ihnen ein positives Gefühl für die verschiedenen Heilmittel vermitteln, denn es macht viel Freude, selbst etwas zur Genesung beizutragen – oder auch anderen etwas Gutes zu tun.

Wenn Sie noch wenig Erfahrung mit Hausmitteln und Heilpflanzen haben, fangen Sie mit einfachen Rezepten an. Trinken Sie zum Beispiel, wenn Sie das nächste Mal Kopfschmerzen haben, ein Glas kaltes Wasser, in dem Sie 2 Eßlöffel Apfelessig und 1 Eßlöffel Honig verrührt haben. Das wirkt schneller als die Kopfschmerztablette, schmeckt besser – und hat garantiert keine Nebenwirkungen.

Aber auch bei vielen anderen Beschwerden sollten Sie auf Naturheilmittel nicht verzichten. Frauen müssen sich den Beschwerden vor den Tagen, dem prämenstruellen Syndrom, nicht kampflos ergeben; Mönchspfeffer kann hier helfen. Eine leichte Herzschwäche, die sich im Alter bei jedem Menschen irgendwann einstellt, und andere Alterserscheinungen können mit Weißdorn und einer Reihe anderer Heilpflanzen oder Hausmittel lange hinausgezögert werden. Knoblauch senkt den Blutdruck schon, wenn synthetische Blutdrucksenker wegen ihrer Nebenwirkungen noch nicht gerechtfertigt wären. Depressive Verstimmungen, die häufig im Winter auftreten, wenn nur selten die Sonne scheint, können zuverlässig mit Johanniskraut behandelt werden: Bei den meisten Menschen ist die lähmende Traurigkeit fast wie wegeblasen.

Waschungen und Güsse, Heilpflanzen und gesunde Ernährung stärken das Abwehrsystem, bevor sich eine Infektion breitmacht, die vielleicht mit Antibiotika behandelt werden muß. Und wenn Sie dann doch einmal eine Erkältung erwischt hat, hören Sie auf die Signale Ihres Körpers: Was er will, ist Ruhe und liebevolle Zuwendung.

Natürliche Heilmittel stehen uns für vielerlei Beschwerden zur Verfügung

Sie brauchen etwas Geduld

Nicht immer werden die Beschwerden durch eine natürliche Behandlung so schnell verschwinden, wie Sie es vielleicht gewöhnt sind. Ein bißchen Geduld und Ausdauer, engagierte Mithilfe und manchmal

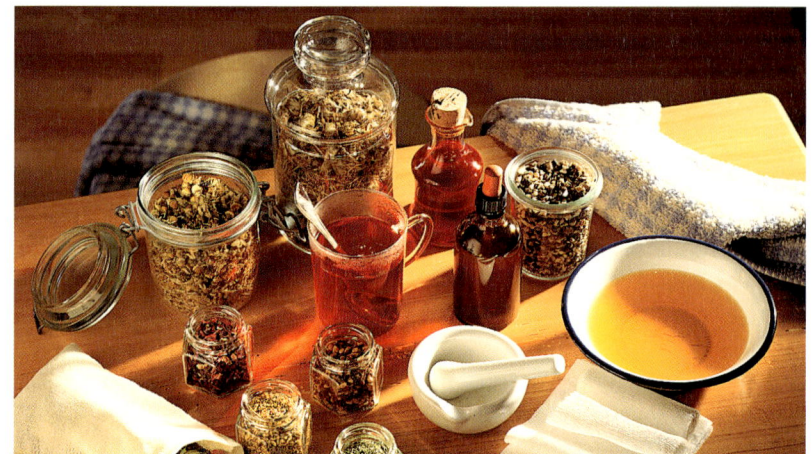

In eine Haus-apotheke gehören auch getrocknete Heilpflanzen und Tinkturen für Tees, Bäder oder Wickel

auch Disziplin des Patienten gehören in der Naturheilkunde dazu. Wenn der Organismus über längere Zeit durcheinandergeraten ist, dauert es eben entsprechend länger, bis er wieder ins Gleichgewicht kommt und Gesundheit und Wohlbefinden zurückkehren.

Soll eine Heilung dauerhaft sein, ist außerdem eine Umstellung der gewohnten Lebensweise meist unvermeidlich, vor allem muß Streß abgebaut, oft die Ernährung umgestellt und für mehr Bewegung gesorgt werden. Auch dies ist in der Regel nicht von heute auf morgen zu realisieren.

Erweitern Sie Ihre Hausapotheke

Nehmen Sie in Ihre Hausapotheke nicht nur Fieberthermometer und Kopfschmerztabletten auf, sondern auch einige Heilpflanzen für Tees, Bäder und Inhalationen, Stoffe für Wickel und ein duftendes Körperöl. Die Zutaten für die sanften Heilmittel bekommen Sie in Apotheken, Reformhäusern, Naturkostläden, Sanitätsfachgeschäften, oder Sie haben sie bereits in Ihrer Küche. In Apotheken können Sie sich Kräutertees mischen oder auch Salben herstellen lassen.

Wichtig! *Wichtig:* Kaufen Sie immer Qualitätsprodukte, damit Sie sicher sein können, daß darin auch ausreichend Wirkstoffe enthalten sind.

Übrigens empfahl schon Hippokrates, auf den jeder Mediziner einen Eid ablegt: »Eure Nahrungsmittel sollten Heilmittel und eure Heilmittel sollten Nahrungsmittel sein.« Sein Therapiekonzept gründete auf einer geregelten Lebensweise, gesunder Ernährung und Zubereitungen aus Heilkräutern.

Grenzen der Selbstbehandlung

Leichte Beschwerden ohne ernsten Hintergrund können Sie selbst behandeln. Wenn jedoch unklare Beschwerden auftauchen oder sich die Symptome nach drei Tagen noch nicht gebessert haben, sollten Sie auf jeden Fall einen Arzt oder Heilpraktiker aufsuchen. In Absprache mit diesem können Sie dann eine Therapie unter Umständen mit einem Naturheilmittel unterstützen, so daß die Erkrankung milder verläuft. Ernste Erkrankungen, bei denen natürliche Heilmethoden eingesetzt werden, müssen in jedem Fall von erfahrenen Therapeuten behandelt werden.

Auch Heilpflanzen sind nicht immer vollkommen unschädlich oder nebenwirkungsfrei. Achten Sie auf Unverträglichkeiten und allergische Reaktionen.

Vergessen Sie nie: Vor der Therapie steht immer die Diagnose

Was Ihnen dieses Buch bietet

Im ersten Teil dieses Buches werden die wichtigsten Heilmittel beschrieben, die sich in fast jeder Küche befinden, zum Beispiel der vielseitig verwendbare Apfelessig oder die Zwiebel. Ihre größte Bedeutung liegt in der Vorbeugung vor Erkrankungen, sie sind aber auch häufig zur unterstützenden Behandlung einer Erkrankung geeignet. Viele leichte Beschwerden können Sie mit diesen Heilmitteln schnell und ohne Nebenwirkungen lindern.

Im zweiten Kapitel können Sie sich mit den wichtigsten Heilpflanzen vertraut machen. Sie erfahren, wie Sie mit Heilpflanzen umgehen können und worauf ihre Wirkung beruht. Hier finden Sie auch einige in der Praxis erprobte Kräutertee-Mischungen.

Alles, was Sie mit Wasser machen können – Bäder, Güsse, Waschungen und Wickel –, entnehmen Sie dem Kapitel »Wasser und Wickel«. Hier wird genau beschrieben, wie Sie diese Anwendungen richtig machen und wann sie am besten helfen.

Eine große Beschwerden-Tabelle führt Sie direkt zu den einzelnen Kapiteln. Leiden Sie beispielsweise an Kreislaufstörungen, sehen Sie auf einen Blick, welche Anwendungen für Sie geeignet sind, so daß Sie gleich in den jeweiligen Kapiteln die Rezepte nachschlagen können.

Lindern Sie Ihre Beschwerden mit Mitteln aus der Küche, dem Kräutergarten und dem Wasserhahn

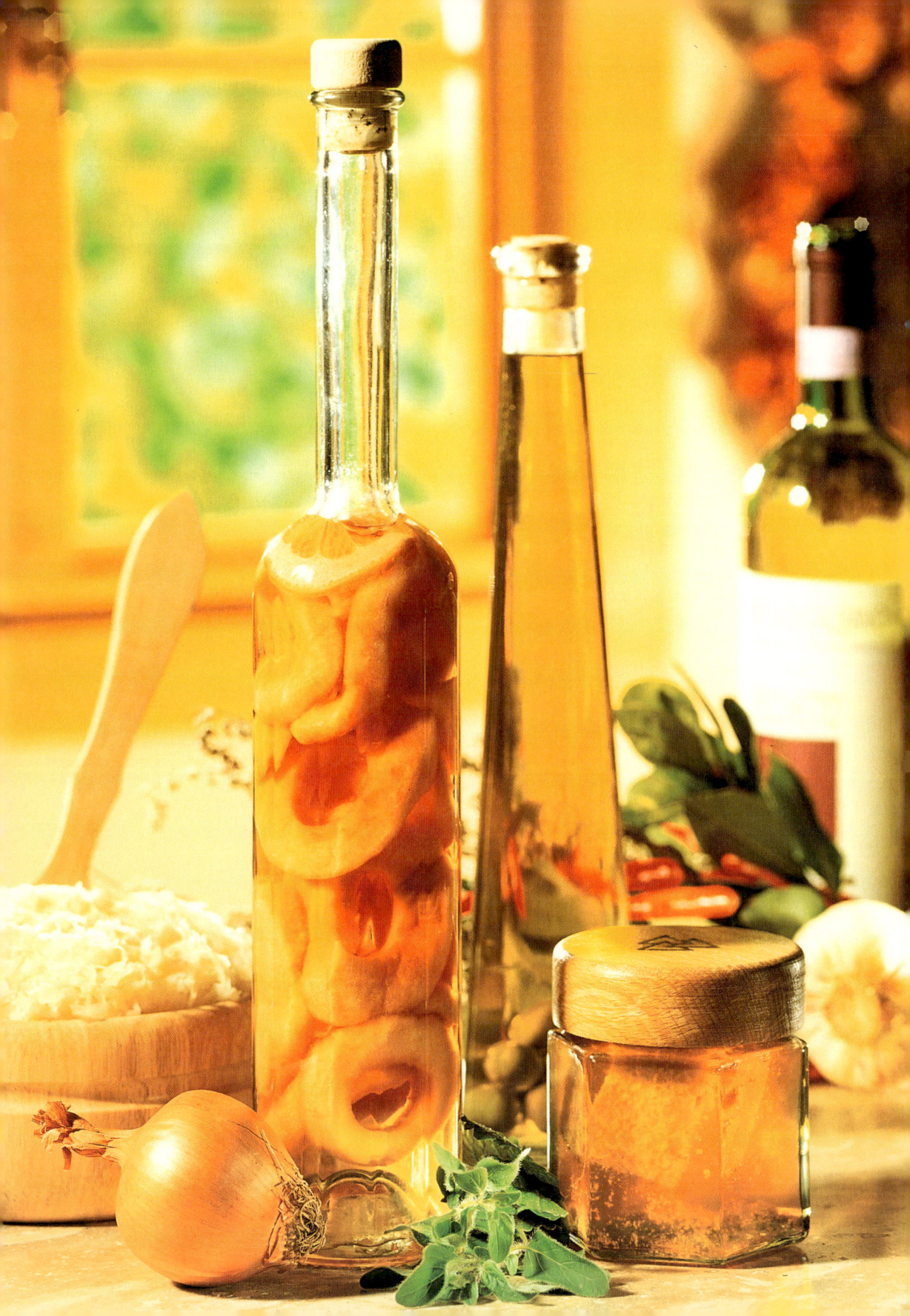

Heilmittel aus der Küche

In allen großen traditionellen Gesundheitssystemen dieser Welt, wie der europäischen Klostermedizin, dem indischen Ayurveda oder der traditionellen chinesischen Medizin, sind Ernährungs- und Arzneimittellehre eng miteinander verbunden. Auch unsere Großmütter wußten noch, daß sich viele Nahrungsmittel ganz hervorragend zur Gesundheitsvorsorge und sogar zur Heilung von Krankheiten eignen.

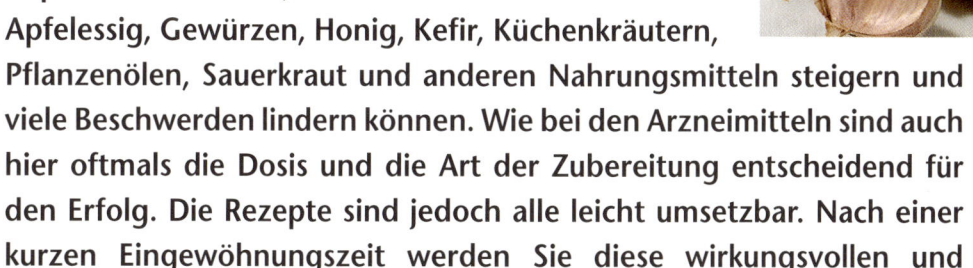

Auch in Ihrer Küche befinden sich wahrscheinlich mehr Heilmittel, als Sie ahnen. In diesem Kapitel erfahren Sie, wie Sie Ihr Wohlbefinden mit Apfelessig, Gewürzen, Honig, Kefir, Küchenkräutern, Pflanzenölen, Sauerkraut und anderen Nahrungsmitteln steigern und viele Beschwerden lindern können. Wie bei den Arzneimitteln sind auch hier oftmals die Dosis und die Art der Zubereitung entscheidend für den Erfolg. Die Rezepte sind jedoch alle leicht umsetzbar. Nach einer kurzen Eingewöhnungszeit werden Sie diese wirkungsvollen und kostengünstigen Heilmittel aus Ihrer Küche nicht mehr missen wollen.

Apfelessig

Ein Jungbrunnen macht gesund und schön

Essig in den verschiedensten Variationen dient seit Jahrtausenden nicht nur als Würzmittel, sondern auch als Getränk, Heil- und Konservierungsmittel. Schon 3000 v. Chr. stellte man Essig in Bierbrauereien her. Im Mittelalter wurde er mit Beeren, Blüten und Kräutern verfeinert und sogar besteuert. Die heilige Hildegard von Bingen erwähnte die verdauungsfördernde Wirkung des Essigs. Essig war über Jahrhunderte das wichtigste Hygienemittel: Lange bevor die Bakterien als Krankheitserreger entdeckt waren, wurden mit Essig Wunden ausgewaschen oder Räume desinfiziert, in denen Kranke lagen. Auch die Riechfläschchen der feinen Damen enthielten aromatisierten Essig.

So entsteht Apfelessig

Essig entsteht, wenn Essigsäurebakterien mit Beteiligung von Sauerstoff auf alkoholische Flüssigkeiten einwirken – und das passiert immer, wenn eine alkoholische Flüssigkeit offen stehengelassen wird. Essig mußte also nicht erfunden, sondern nur entdeckt werden, er ist noch immer ein Naturprodukt. Die Herstellung von Apfelessig ist einfach: Die Äpfel werden gepreßt und zu Apfelwein vergoren. Der Alkohol wird dann von Essigsäurebakterien in Essigsäure verwandelt. Da in Apfelwein weniger Alkohol enthalten ist als in Traubenwein, enthält der fertige Apfelessig auch weniger Säure. Apfelessig schmeckt fruchtig und eher mild-säuerlich.

Essigessenz enthält keine wertvollen Inhaltsstoffe, sie ist nur dazu geeignet, hartnäckigen Schmutz zu beseitigen

So wirkt Apfelessig

Im Apfelessig sind Mineralstoffe und Spurenelemente wie Kalzium, Fluor, Magnesium, Natrium, Phosphor und Silizium zu finden, in besonders hoher Konzentration aber Kalium, das beispielsweise für die Herzmuskulatur notwendig ist. Dazu kommen Ballaststoffe wie das cholesterinsenkende Pektin, das in größeren Mengen vor allem in naturtrübem Apfelessig enthalten ist. Außerdem enthält er Wasser, Essigsäure, etwas Restalkohol und verschiedene Nebenprodukte des Gärvorgangs – alles in allem eine sehr komplexe Flüssigkeit. Entscheidend für die vitalisierende und heilende Wirkung ist das Zusammenspiel all seiner Inhaltsstoffe.

Am wichtigsten ist die bakterientötende Wirkung, für die hauptsächlich die Essigsäure verantwortlich ist. Sie vernichtet in einer bestimmten Konzentration sogar die eigenen Bakterien, so daß natürlich gegorener Essig nur eine bestimmte Säurekonzentration enthalten kann.

Die bakterizide Wirkung des Apfelessigs kommt auch den natürlichen, zur Verdauung notwendigen Bakterien im Darm, der Darmflora, zugute, indem Fäulnisbakterien abgetötet und ungesunde Gärungsprozesse bekämpft werden. Apfelessig fördert darüber hinaus die Verdauung und verhilft zu einem gesunden Säure-Basen-Gleichgewicht im Körper. Gestört wird dieses Gleichgewicht durch Streß, chronische Erkrankungen und denaturierte Nahrungsmittel. Das führt zu einer Übersäuerung des Organismus. Basisch wirken Gemüse, Obst und andere naturbelassene Nahrungsmittel. Dazu gehören auch Apfelessig und zum Beispiel Zitronen – obwohl sie säuerlich schmecken, wirken sie im Körper basisch.

In den Atemwegen töten die Dämpfe des Essigs Krankheitserreger ab, fördern die Durchblutung und lösen den Bronchialschleim. Untersuchungen ergaben, daß Beschäftigte in der Essigindustrie, die ständig Essigdämpfe einatmen, deutlich seltener an Atemwegsinfektionen leiden.

Wie Apfelessig genau wirkt und welche seiner Inhaltsstoffe wofür verantwortlich sind, ist noch nicht geklärt

So verwenden Sie Apfelessig

Beim Kauf von Apfelessig sollten Sie unbedingt auf gute Qualität achten: Verwenden Sie nur Essig, der durch natürliche Gärung entstanden ist. Die Äpfel sollten möglichst aus biologischem Anbau stammen, denn zur Essigherstellung werden meist Schale und Kerngehäuse der Äpfel verwendet, die vermehrt mit Schadstoffen belastet sind.

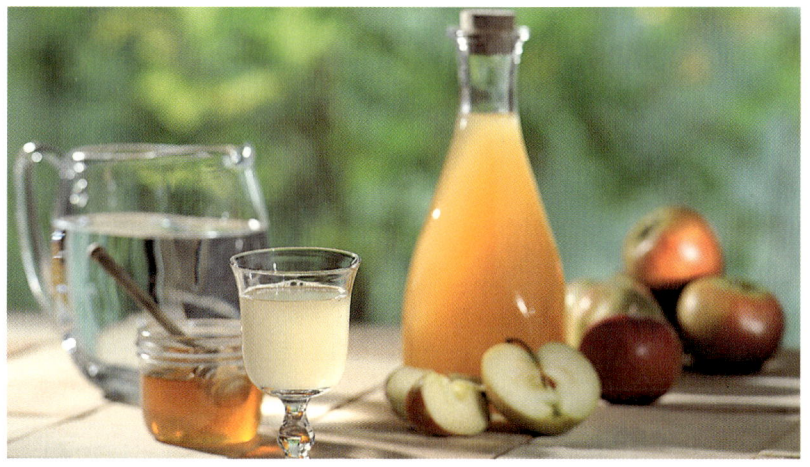

Apfelessig mit Wasser verdünnt und mit etwas Honig gesüßt hilft bei vielen Beschwerden und schmeckt gut

Apfelessig-Honig-Getränk

▶ Apfelessig und Honig sind zwei Hausmittel, die sich hervorragend ergänzen. In 1 Glas Wasser 2 Eßlöffel Apfelessig und 1 Eßlöffel Honig geben und gut verrühren. In kleinen Schlucken trinken.

Apfelessigkur

Bei einer Apfelessigkur, die etwa 6 Wochen dauern sollte, täglich 2 bis 3 Gläser davon trinken.

Inhalieren

▶ 1/4 Liter Apfelessig in eine Schüssel geben, mit etwa 1/2 Liter heißem Wasser übergießen. Den Kopf über den Dampf halten, ein Handtuch zeltartig über Kopf und Schüssel breiten und etwa 5 bis 10 Minuten lang die aufsteigenden Dämpfe einatmen.

Bäder, Wickel, Waschungen mit Apfelessig

Die Anwendungen sind auf den Seiten 157, 163 und 168 genau beschrieben.

Dabei hilft Apfelessig

Apfelessig wirkt vitalisierend auf den gesamten Organismus, regt den Stoffwechsel an, deckt einen großen Teil des täglichen Bedarfs an Mineralien und Vitaminen, bringt die Verdauung in Schwung und hemmt die Ausbreitung von Bakterien im Körper. Apfelessig ist in erster Linie ein gesundes Nahrungsmittel und zur Vorbeugung von Gesundheitsstörungen geeignet. Aber auch leichte Beschwerden können Sie mit Apfelessig behandeln.

Befindlichkeitsstörungen, Entschlackung und Vorbeugung

Helfen Sie Ihrem Körper nach dem Winter mit Apfelessig wieder auf die Beine

Eine Kur mit Apfelessig – bespielsweise im Frühjahr und im Herbst durchgeführt – bringt den gesamten Organismus nach einem langen Winter, nach längerer Krankheit oder bei chronischer Erschöpfung wieder richtig in Schwung. Durch die Regulierung der Darmflora werden die Verdauung verbessert und das Abwehrsystem gestärkt. Außerdem eignet sich Apfelessig zur unterstützenden Behandlung von chronischen Kopfschmerzen, Durchblutungsstörungen und Kreislaufschwäche. Er beugt weiterhin der Bildung von Nieren- und Blasensteinen vor. Wer im Zuge einer Frühjahrskur ein paar Pfund abnehmen möchte, sollte ebenfalls täglich Apfelessig zu sich nehmen.

Die wichtigsten Anwendungen auf einen Blick

Beschwerden:	Möglichkeiten der Anwendung:
Abwehrschwäche	Apfelessigkur, Waschungen
Blähungen	Apfelessig-Honig-Getränk
Blasenentzündung	Apfelessig-Honig-Getränk
Durchfall	Apfelessig verdünnt einnehmen
Entschlackung	Kur mit Apfelessig-Honig-Getränk
Halsschmerzen	Inhalieren, feuchtheiße Halswickel, Apfelessig-Honig-Getränk
Hautausschlag	Einreiben, Apfelessig-Honig-Getränk
Hämorrhoiden	Sitzbäder
Husten, Bronchitis	Inhalieren, kalte oder warme Brustwickel, Apfelessig-Honig-Getränk
Insektenstich	Kalte Wickel oder Kompressen
Kopfschmerzen	Apfelessig-Honig-Getränk, kalte Stirnkompresse
Krampfadern	Kalte Beinwickel, Fußbäder, Waschungen
Kreislaufschwäche	Waschungen, kalte Wickel, Apfelessig-Honig-Getränk
Menstruationsbeschwerden	Apfelessig-Honig-Getränk
Prellungen, Zerrungen	Kalte bzw. warme Wickel
Rheumatische Erkrankungen	Apfelessig-Honig-Getränk, kalte bzw. warme Wickel
Schnupfen	Inhalieren, Apfelessig-Honig-Getränk
Sonnenbrand	Kompressen, lauwarmes Bad
Übelkeit	Apfelessig-Honig-Getränk
Übergewicht	Kur mit Apfelessig-Honig-Getränk
Unreine Haut	Gesichtsdampfbad, Apfelessig-Honig-Getränk
Vaginaler Ausfluß	Spülungen, Apfelessig-Honig-Getränk
Verstopfung	Warme Bauchwickel, Apfelessig-Honig-Getränk

▶ *Abwehrschwäche:*

Machen Sie eine Apfelessigkur und regelmäßig Waschungen mit Apfelessig (Seite 168).

Apfelessigkur: Trinken Sie über einen Zeitraum von etwa 6 Wochen täglich 2 bis 3 Gläser Apfelessig-Honig-Getränk. Wenn Sie abnehmen möchten, sollten Sie nur wenig Honig dazugeben.

▶ *Chronische Kopfschmerzen:*

Machen Sie bei chronischen Kopfschmerzen eine Apfelessigkur und kalte Stirnkompressen (Seite 161).

▶ *Kreislaufschwäche:*

Machen Sie eine Apfelessigkur und regelmäßig morgens Waschungen und kalte Wadenwickel mit Apfelessig (Seite 157, 168).

Infektionen

Apfelessig ist auch zur unterstützenden Behandlung von Erkältungen, Infektionen der Atemwege und bei Blasenentzündungen geeignet. Die bakterizide Wirkung und Versorgung mit heilenden Wirkstoffen wird durch die Zugabe von Honig noch verstärkt.

▶ *Blasenentzündung:*

Viel trinken ist das oberste Gebot bei Blasenentzündungen, damit die Bakterien herausgespült werden. 3 Liter Flüssigkeit sollten Sie täglich zu sich nehmen. Trinken Sie abwechselnd 1 Tasse Blasentee und 1 Glas Apfelessig-Honig-Getränk.

▶ *Bronchitis, Husten, Schnupfen:*

Inhalieren Sie zweimal täglich mit Essigwasser und machen Sie danach Brustwickel (warm bei länger dauernden, kalt bei akuten Erkrankungen, Seite 159). Trinken Sie zusätzlich täglich 3 Gläser Apfelessig-Honig-Getränk.

▶ *Halsschmerzen:*

Gurgeln Sie beim ersten Kratzen im Hals so oft wie möglich mit einer Mischung aus 2 Eßlöffeln Wasser und 1 Eßlöffel Apfelessig. Trinken Sie täglich 3 Gläser Apfelessig-Honig-Getränk und machen Sie zusätzlich zweimal täglich feuchtheiße Wickel (Seite 158).

Sportverletzungen und Rheuma

Ein idealer Durstlöscher nach dem Sport ist eine Mischung aus Mineralwasser, Apfelessig und Honig. Das Getränk enthält alle wichtigen Stoffe, die dem Körper verlorengegangen sind, in der richtigen Dosierung. Es beugt einem Mineralienverlust vor, der beispielsweise zu Muskelkrämpfen führen kann.

Sportverletzungen lassen sich sehr gut mit Apfelessig behandeln,

Schwellungen gehen zurück. Auch Gelenkschmerzen durch Arthritis und rheumatische Erkrankungen bessern sich bei vielen Menschen durch die regelmäßige Einnahme von Apfelessig, die Beweglichkeit der Gelenke nimmt wieder zu.

▶ *Sportgetränk:*
Verrühren Sie in 1 großen Glas Mineralwasser 2 Eßlöffel Apfelessig und 1 Eßlöffel Honig.

▶ *Gelenkschmerzen, rheumatische Erkrankungen:*
Trinken Sie regelmäßig über längere Zeiträume täglich 2 Gläser Apfelessig-Honig-Getränk, bei akuten Prozessen auch mehr. Machen Sie bei akuten entzündlichen Erkrankungen täglich einen kalten Wickel, bei chronischen mindestens einmal in der Woche warme Wickel um das erkrankte Gelenk. Bewegen Sie sich zusätzlich viel, damit die Gelenke nicht steif werden.

▶ *Prellungen:*
Legen Sie zum Abschwellen sofort einen kalten Wickel mit Apfelessig an (Seite 157), wiederholen Sie ihn nach Bedarf mehrmals.

▶ *Zerrungen:*
Tut bei einer Sportverletzung Wärme gut, legen Sie einen feucht-heißen Wickel (Seite 158) mit Apfelessig an.

Frauenbeschwerden

Die im Apfelessig enthaltenen Mineralstoffe Kalium, Kalzium und Magnesium spielen eine bedeutende Rolle im Muskelstoffwechsel und in der Schmerzbekämpfung. Wegen seines Gehaltes an diesen Mineralien kann Apfelessig Menstruationsbeschwerden lindern, die durch krampfartige Kontraktionen der Gebärmuttermuskulatur hervorgerufen werden. Auch während der Schwangerschaft kann die regelmäßige Einnahme von Apfelessig dazu beitragen, den hohen Bedarf an Mineralstoffen zu decken. Ebenso bessert sich die meist im ersten Schwangerschaftsdrittel auftretende Übelkeit.

Apfelessig kann – äußerlich angewendet – Störungen der Vaginalflora vorbeugen, und auch bei leichtem Jucken oder Brennen der Vaginalschleimhaut können Spülungen mit Apfelessig helfen.

Wichtig: Treten Beschwerden über mehrere Tage auf, muß unbedingt der Gynäkologe aufgesucht werden, der eventuell eine organische Ursache diagnostizieren und behandeln muß.

▶ *Menstruationsbeschwerden:*
Trinken Sie regelmäßig mindestens 1 Glas Apfelessig-Honig-Getränk.

▶ *Schwangerschaftsübelkeit:*
Trinken Sie morgens noch vor dem Aufstehen 1 Glas Apfelessig-Honig-Getränk.

Rezepte

✚ **Zum Arzt**

Rezepte

▶ *Störungen der Vaginalflora:*
Spülen Sie zweimal täglich die Scheide mit einer lauwarmen Mischung aus gleichen Teilen Apfelessig und Wasser. Füllen Sie die Flüssigkeit in eine Plastikspritze (aus der Apotheke), von der Sie vorher den Aufsatz für die Kanüle mit einem scharfen Messer abgeschnitten haben.

Venenschwäche

Apfelessig tut durch seine zusammenziehende, abschwellende Wirkung auch bei geschwollenen, schweren Beinen, Krampfadern und sogar bei Hämorrhoiden gute Dienste.

Rezepte

▶ *Krampfadern, schwere Beine:*
Machen Sie regelmäßig und vor allem bei akuten Beschwerden kalte Beinwickel (Seite 160), kalte Fußbäder (Seite 164) oder Waschungen (Seite 168) mit Apfelessig.

▶ *Hämorrhoiden:*
Wenn Sie immer wieder unter schmerzhaften Hämorrhoiden leiden, machen Sie regelmäßig Sitzbäder mit lauwarmem Wasser, denen Sie Apfelessig oder auch getrocknete Kamillenblüten zugeben (Seite 163), bei akuten Beschwerden wirken Wattepads, die mit Apfelessig getränkt wurden, abschwellend und schmerzlindernd.

Verstopfung und starkes Pressen beim Stuhlgang verstärken die Hämorrhoiden

Verdauungsbeschwerden

Bei Verdauungsbeschwerden wie Blähungen, Bauchdrücken, Völlegefühl, Übelkeit oder sogar Bauchkrämpfen, die durch eine gestörte Darmflora oder durch Darmträgheit entstehen, wirkt Apfelessig wegen seines regulierenden Einflusses auf die Darmbakterien recht schnell. Halten die Beschwerden an oder tauchen sie immer wieder auf, kann eine richtige Kur (Seite 18) mit Apfelessig durchgeführt werden. Bei Durchfall wirkt Apfelessig antibakteriell und versorgt den Körper mit den verlorengegangenen Mineralstoffen; in diesem Fall sollte dem Apfelessig-Getränk jedoch kein Honig beigemischt werden, weil er leicht abführend wirkt.

Wichtig!

Wichtig: Eine chronische Erkrankung des Darms wie Morbus Crohn oder Colitis ulcerosa muß vom Arzt ausgeschlossen werden!

Rezepte

▶ *Blähungen, Völlegefühl, Übelkeit:*
Trinken Sie vor dem Essen ein Glas Apfelessig-Honig-Getränk.

▶ *Durchfall:*
Trinken Sie mehrmals täglich eine Mischung von 2 Eßlöffeln Apfelessig auf 1 Glas Mineralwasser.

▶ *Verstopfung:*
Trinken Sie mehrmals täglich 1 Glas lauwarmes Apfelessig-Honig-Getränk. Auch warme Leibwickel mit Apfelessig (Seite 160) bringen den Darm wieder in Schwung.

Probleme mit Haut und Haaren

Auch äußerlich angewendet hilft Apfelessig hervorragend: Er fördert die Durchblutung der Haut, unterstützt die Heilung von Ausschlägen, die durch Allergien entstehen, lindert den Juckreiz und wirkt abschwellend bei Insektenstichen. Gut durchblutete Haut kann auch Abbauprodukte des Stoffwechsels und Giftstoffe von außen besser abtransportieren, die Haut wird reiner, Akne bessert sich sichtbar. Bei kleinen Verbrennungen, wie leichten Sonnenbränden, kühlt verdünnter Apfelessig, lindert den Schmerz und hilft, Narbenbildung zu vermeiden. Regelmäßiges Einreiben mit verdünntem Apfelessig macht die Haut am ganzen Körper widerstandsfähiger und verleiht ihr ein gesundes Aussehen. Auch das Haar wird weicher, glänzend und leicht kämmbar. Angeblich verzögern regelmäßige Haarspülungen mit Apfelessig sogar das Ergrauen der Haare.

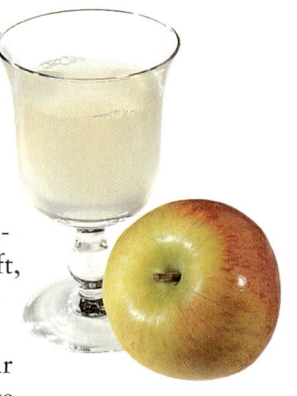

Rezepte

▶ *Allergische Ausschläge:*
Mischen Sie Apfelessig und kaltes Wasser zu gleichen Teilen, fügen Sie etwas Honig dazu, und reiben Sie die betroffenen Stellen mehrmals täglich damit ein. Geben Sie die Mischung am besten auf ein Wattepad, das Sie auch mit Leukoplast fixieren können.

▶ *Insektenstiche:*
Machen Sie bei stark angeschwollenen Insektenstichen kalte Wickel mit Apfelessig, bei kleineren Stichen tauchen Sie ein kleines Tuch in den mit Wasser verdünnten Apfelessig, drücken es aus und legen es auf die betreffende Stelle.

▶ *Unreine Haut:*
Machen Sie zweimal pro Woche ein Gesichtsdampfbad (siehe Inhalieren, Seite 18), waschen Sie danach das Gesicht mit einer Mischung aus kaltem Wasser und Apfelessig zu gleichen Teilen ab, damit sich die Poren schließen.

▶ *Leichter Sonnenbrand:*
Kühlen Sie die verbrannten Hautareale mehrmals mit einer Apfelessigkompresse (Seite 162); auch ein lauwarmes Bad, dem 1/4 Liter Apfelessig zugegeben wird, lindert die Beschwerden.

▶ *Sprödes, strapaziertes Haar:*
Mischen Sie 1 Teil Apfelessig mit 3 Teilen warmem Wasser und verteilen Sie das Ganze auf dem gewaschenen, noch nassen Haar. Lassen Sie es einige Minuten einwirken, bevor Sie es gründlich ausspülen.

Gewürze & Kräuter

Gesünder essen mit Geschmack

Der altrömische Feinschmeckerkoch Apicius verwendete bereits Gewürze, die heutzutage noch jeder kennt und benutzt – allerdings in anderen Kombinationen als heute üblich. Mit Gewürzen wurden jedoch nicht immer nur Speisen verfeinert. Einige spielten in religiösen Riten eine Rolle, viele waren wichtig für die Heilkunde.

Gewürze galten außerdem als Zeichen von Reichtum, denn sie kamen aus weit entfernten Ländern und wurden mit hohen Steuern belegt. Fürsten und reiche Kaufleute, auch »Pfeffersäcke« genannt, wollten zeigen, was sie hatten, indem sie mit Gewürzen protzten: Bei der Hochzeit des Karl von Burgund Mitte des 15. Jahrhunderts verbrauchten die Köche zum Beispiel 190 Kilogramm Pfeffer! Diesen Trend beendete Katharina von Medici vom französischen Hof aus. Sie verlangte, daß der Eigengeschmack der Speisen nicht mehr von den Gewürzen überdeckt werden dürfe – das war der Beginn der »Haute Cuisine«.

Kräuter selbst anbauen

Gewürzkräuter können Sie im Garten oder auch in etwas kleinerem Umfang auf dem Balkon anbauen. In jedem Fall brauchen Kräuter unbedingt einen sonnigen Standort. Auf dem Balkon oder der Dachterrasse müssen Sie die Pflanzen allerdings häufiger gießen, weil es dort besonders warm ist – dafür gedeihen sie prächtig.

Schützen Sie die Kräuter vor allem auf dem Balkon ausreichend gegen Wind

Wer keinen Garten und auch keinen Balkon hat, muß nicht auf frische Kräuter verzichten: Hinter einem sonnigen Fenster wachsen besonders mehrjährige Pflanzen wie Melisse, Lavendel, Lorbeer, Rosmarin, Salbei oder Thymian sehr gut.

Richtig pflanzen

Wenn Sie Samen oder Jungpflanzen kaufen, sollten Sie unbedingt auf gute Qualität achten, denn sonst könnten Krankheitserreger oder Schädlinge in die Kräuterecke eingeschleppt werden. Es gibt auch minderwertige Sorten, die nur wenig Aroma haben.

Wichtig!

Wichtig: Samen in ausreichendem Abstand säen, dann rechtzeitig vereinzeln, Jungpflanzen nicht zu dicht setzen, dann können sich die Pflanzen gut entwickeln.

Richtig pflegen

Im Garten ist das Düngen nicht unbedingt nötig – wenn Ende April und noch einmal im Herbst eine ausreichend dicke Mulchdecke aufgebracht wird, reicht das vollkommen. Gewürzpflanzen, die in Töpfen gezogen werden, müssen dagegen regelmäßig etwa alle drei Wochen gedüngt werden, weil die Wurzeln nur wenig Platz und ein geringes Nährstoffangebot haben. Verwenden Sie möglichst organische Dünger.

Die vertrockneten Triebe der mehrjährigen Kräuter werden im Frühjahr zurückgeschnitten. Manche Gewürzpflanzen wie der Lorbeerbaum oder Rosmarin sind nicht winterhart und müssen vor dem ersten Frost eingetopft werden. In einem hellen Raum, nur wenig gegossen, überstehen sie den Winter gut.

Frische Kräuter verleihen Speisen einen so feinen und ausgewogenen Geschmack, daß sich der Anbau wirklich lohnt

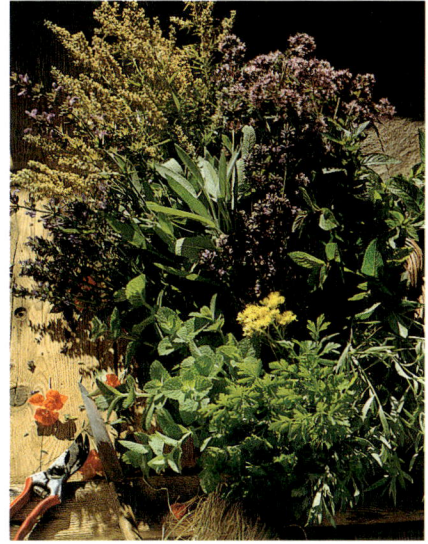

Kräuter haltbar machen

Im Sommer herrscht ein reiches Angebot an frischen Kräutern. Im Winter lassen sich einige Pflanzen, wie Basilikum oder Schnittlauch, auch im Blumentopf am Fensterbrett weiterzüchten. Die meisten aber müssen Sie durch Einfrieren, Trocknen oder auf andere Weise haltbar machen. Am besten bleibt das Aroma in eingefrorenen Kräutern erhalten.

Einfrieren

Die meisten Kräuter wie Petersilie, Basilikum, Dill, Estragon, Schnittlauch, Melisse oder Thymian können tiefgefroren werden. Die frisch geernteten Kräuter kleinschneiden, in Eiswürfelbehälter geben und mit Wasser auffüllen. Die gefrorenen Würfel dann in größere Gefrierdosen oder Beutel füllen. Eine andere Möglichkeit ist, die Kräuter im Ganzen in Alufolie zu wickeln. Vor dem Gebrauch werden sie in der Folie zerdrückt.

Die Kräuter nach dem Auftauen immer rasch weiterverarbeiten

Trocknen

Natürlich können Gewürzkräuter auch getrocknet werden. Die Zweige bündeln und an einem trockenen, luftigen, möglichst dunklen Ort aufhängen. Getrocknete Kräuter behalten ihr Aroma etwa 1 Jahr lang.

Einsalzen auf italienische Art

Frische Blätter, zum Beispiel Basilikum, in ein Gefäß legen, jede Schicht mit etwas Salz bestreuen und dann alles mit Olivenöl übergießen. Verschlossen im Kühlschrank aufbewahren.

In Essig oder Öl einlegen

Frisch geerntete Kräuter kleinschneiden, in Gläser füllen und mit Weinessig oder Öl übergießen.

So wirken Gewürze und Kräuter

Anis
- süßlich-würzige Samen, paßt vor allem zu Ingwer, Nelken, Muskat, Vanille
- regt den Appetit an, vertreibt Blähungen, krampflösend, schleimlösend, fördert die Sekretion von Magensaft
- besonders gut für Brot, Weihnachtsgebäck, Kompott, Gemüse, asiatische Fleischgerichte geeignet, in Hustentee-Mischungen

Beifuß

Beifuß nicht in der Schwangerschaft verwenden

- getrocknete Blütenknospen mit mildem, etwas herbem Aroma, kann besonders gut mit Zwiebel, Knoblauch, Pfeffer kombiniert werden
- regt den Appetit an, fördert die Sekretion von Magensaft und Galle und damit die Fettverdauung
- in Magen- und Gallentee-Mischungen, als Gewürz für fette Braten, Gemüsegerichte, unbedingt mitkochen

Bohnenkraut
- frische oder getrocknete Stengel und Blätter mit pfeffrigem, herbem Geschmack, kann besonders gut mit Lorbeer, Petersilie, Rosmarin, Zwiebel kombiniert werden
- regt die Sekretion von Verdauungssäften an, krampf- und schleimlösend
- in Verdauungstee-Mischungen, als Gewürz für Wild, Hülsenfrüchte oder deftige Eintöpfe mit Bohnen

Chili
- frische, getrocknete oder eingelegte rote Schoten mit sehr scharfem Geschmack, kann wegen des fehlenden Eigengeschmacks mit allen Gewürzen kombiniert werden

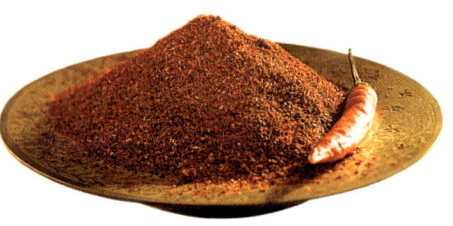

- regt den Appetit an, fördert die Verdauung und die Durchblutung
- als Gemüse oder Gewürz zu Fleisch, Suppen, Saucen, am besten mitkochen, vorsichtig dosieren (etwa 1/2 Schote für 4 Portionen)

Dill
- frische Blätter mit intensivem süßlich-würzigem Geschmack, Samen ähnlich wie Kümmel, kann mit allen frischen Kräutern kombiniert werden, besser allein verwenden
- enthält sehr viel Vitamin C, regt den Appetit an, leicht krampflösend, fördert die Milchbildung
- Bestandteil von Milchbildungstees, Kraut für Salate, Fischgerichte, helle Saucen, saure Gurken, die Samen werden wie Kümmel verwendet

Fenchel
- frisches Kraut mit leichtem Dillgeschmack, paßt zu anderen frischen Kräutern wie Dill, Knoblauch, Petersilie, Zwiebeln, Samen anisähnlich, aber nicht süßlich
- vertreibt Blähungen, krampflösend, schleimlösend
- vor allem für Säuglinge mit Blähungen und Durchfall, Bestandteil von Hustentees, Samen für Brot, Gebäck, Suppen

Gartenkresse
- junge Triebe mit scharfem, rettichartigem Geschmack, wegen des eigenständigen Aromas am besten nur mit Pfeffer und Zwiebel kombinieren
- regt den Appetit an, fördert die Verdauung, wirkt blutreinigend und harntreibend
- für Salate, Kräuterquark und -butter, Fisch, Suppen oder einfach auf Butterbrot

Kresse ist ideal für die Frühjahrskur

Gewürznelken
- getrocknete Blütenknospen mit intensivem, würzigem Geschmack und Duft, paßt besonders gut zu Kardamom, Zimt, aber auch zu Lorbeer, Pfeffer, Zwiebel
- fördert die Verdauung, wirkt antiseptisch und schmerzlindernd
- kann bei entzündetem Zahnfleisch gekaut werden, macht guten Atem, zum Beispiel nach Knoblauchgenuß, zum Würzen von Fleisch, fettem Fisch, Rotkohl, Weihnachtsgebäck, Kompott und zum Einlegen

Ingwer

Ingwerknollen zum Konservieren schälen und in trockenen Sherry oder weißen Rum legen

- frische, eingelegte (oder notfalls getrocknete) Wurzel mit süßlich pikantem, scharfem Geschmack, kann besonders gut mit Kardamom, Koriander, Nelken, Zimt kombiniert werden
- wirkt appetitanregend, schleimlösend, schweißtreibend
- zum Würzen für indische Gerichte, Fleisch, Salate, Kuchen, Kompott, sollte mitgekocht werden (macht Fleisch zart)

Kümmel

- dunkelbraune, sichelförmige Samen mit leicht süßlichem, würzigem Geschmack, kann besonders gut mit Knoblauch, Zwiebel und Chili kombiniert werden
- vertreibt hervorragend Blähungen, fördert die Sekretion von Magen- und Gallensaft und damit die Fettverdauung, krampflösend
- wichtiger Bestandteil von Magen- und Gallentee, als Gewürz ideal zu blähenden Speisen

Majoran

Majoran am besten nur mit jeweils einem anderen Gewürz kombinieren

- frische oder getrocknete Blätter mit kräftigem, leicht minzigem Geschmack, kann gut mit Salbei, Rosmarin, nicht jedoch mit Oregano kombiniert werden
- regt den Appetit an, fördert die Fettverdauung, vertreibt Blähungen, leicht krampflösend
- Bestandteil appetitanregender Teemischungen, in Schnupfensalbe für Säuglinge, gegen Blähungen, typisches Gewürz für fette Speisen wie Braten, Eintöpfe, typisches Wurstgewürz

Meerrettich

- Wurzeln mit scharfem, senfähnlichem Geschmack, am besten nur mit Knoblauch, Pfeffer, Zwiebel kombinieren
- fördert die Sekretion von Gallensaft und damit die Fettverdauung, hat eine stark antibiotische Wirkung
- Breiauflagen bei Nervenschmerzen und rheumatischen Beschwerden, als Fertigpräparat bei Infektionen der Atem- und Harnwege, als Gewürz zu Rindfleisch, Fisch, nicht mitkochen

Melisse

Melisse ist ein Lockmittel für Bienen

- frische oder getrocknete Blätter mit frischem, zitronigem Geschmack, kann mit anderen frischen Kräutern kombiniert werden
- regt den Appetit an, vertreibt Blähungen, wirkt beruhigend, krampflösend und sogar antiviral
- gegen nervöse Magen- und Herzbeschwerden, Bestandteil von Nerventees, Salbe gegen Lippenherpes, als Gewürz für Salat, Süßspeisen, Likör (Melissengeist)

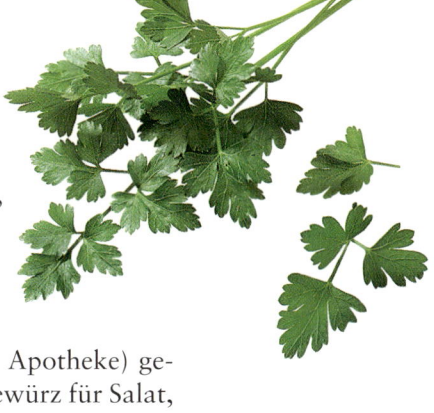

Petersilie

- Blätter und Wurzel mit leicht süßlich-scharfem, würzigem Geschmack, kann gut mit fast allen Kräutern wie Estragon, Knoblauch, Schalotten, Schnittlauch, Thymian kombiniert werden
- frische Blätter enthalten sehr viel Vitamin A und C, regt den Appetit und den Kreislauf an, fördert die Sekretion von Verdauungssäften, harntreibend, blutreinigend
- Petersiliensamen als Bestandteil von entwässernden Teemischungen, »Petersilienwasser« (aus der Apotheke) gegen Ohrenschmerzen und Rheuma, als Universalgewürz für Salat, Quarkgerichte, Gemüse, Kartoffeln, Fleisch, Suppen geeignet, in Kräutermischungen enthalten

Pfefferminze

- frische Blätter mit süßlich frischem, leicht pfeffrigem Geschmack, sparsam dosiert gibt sie zusammen mit anderen Kräutern einen frischen Beigeschmack
- das in den Blättern enthaltene Menthol wirkt bakterientötend, schmerzlindernd, leicht krampflösend, regt den Appetit an, fördert die Sekretion von Galle und Verdauungssäften
- als Magen-Darm-Tee gegen Magenschmerzen, Übelkeit, Blähungen, Völlegefühl, Gallenbeschwerden, auch Kopfschmerzen, Schlafstörungen, Nervosität, als Gewürz meist für Fleisch, nicht mitkochen, schmeckt am besten frisch

Rosmarin

- Nadeln und kleine Zweige mit leicht harzigem, bitterwürzigem Geschmack, kann besonders gut mit Knoblauch, Thymian, Petersilie kombiniert werden
- die ätherischen Öle und die Gerbstoffe regen Appetit, Nervensystem und Kreislauf an
- als Tee oder Badezusatz bei Erschöpfungszuständen oder Altersschwäche, als Gewürz zu Gemüseeintöpfen mit Tomaten und zu Braten

Rosmarin während der Schwangerschaft nur in kleinen Mengen verwenden

Salbei

- frische oder getrocknete Blätter mit etwas strengem, bitterwürzigem, leicht harzigem Geschmack, wegen des eigenständigen Aromas am besten nur mit Knoblauch, Pfeffer und Zwiebel kombinieren
- fördert die Verdauung, heilt Entzündungen, hemmt die Schweißproduktion, kräftigt die Nerven

- als Tee zum Gurgeln gegen Halsschmerzen und Entzündungen im Mund und gegen übermäßiges Schwitzen, als Gewürz zu Suppen, Eintöpfen und Fleisch

Schnittlauch

Auch im Winter frisch vom Fensterbrett

- röhrenförmige Blätter mit leicht scharf-würzigem, frischem Geschmack, paßt eigentlich zu allen anderen frischen Kräutern
- enthält viel Vitamin C, regt den Appetit und die Verdauung an, wirkt leicht blutdrucksenkend
- zum Würzen als besonders feine Alternative zur Zwiebel in Kräuterquark und -butter, auf Suppen, in Salat

Senf

- Körner des Schwarzen Senfs mit scharf-würzigem Geschmack, paßt besonders gut zu Knoblauch, Lorbeer, Petersilie, Zwiebel, aber auch zu vielen frischen Kräutern
- regt den Appetit an, fördert die Sekretion von Speichel, regt die Durchblutung an, bekämpft Bakterien und Pilze, macht fette Speisen verträglicher
- als Mehl für Senfwickel bei Halsschmerzen, Verspannungen, Gicht, Arthrosen, Ischiasschmerzen, Körner zum Einlegen von Gemüsen, frische Triebspitzen zu Salat

Thymian

Thymian nicht über längere Zeit und in höherer Dosierung anwenden

- frische oder getrocknete Blätter oder junge Triebe mit leicht scharfem, würzigem Geschmack, paßt wegen seines intensiven Geschmacks am besten zu Lorbeer, Petersilie, Knoblauch, Zwiebel
- die ätherischen Öle wirken krampflösend, antiseptisch, schleimverflüssigend und regen den Appetit an, fördert die Sekretion von Verdauungssäften
- als Tee bei Husten und Bronchitis, bei Blähungen und Magenkrämpfen, als Gewürz für Fleisch, Eintöpfe, Gemüse wie Tomaten, Pilze, Auberginen

Wacholder

Nicht in der Schwangerschaft oder bei Nierenschwäche einnehmen

- getrocknete »Beerenzapfen« mit bitter-harzigem, ganz leicht süßlichem Geschmack, kann gut mit anderen Kräutern wie Fenchel, Knoblauch, Lorbeer, Majoran, Petersilie kombiniert werden
- regt den Appetit an, vertreibt Blähungen, entwässert, wirkt »blutreinigend«
- als Blutreinigungsmittel bei Hautkrankheiten, Gicht und rheumatischen Erkrankungen, als Gewürz für Sauerkraut, Fleisch und Fisch, in Kräuterlikören und Schnaps (Gin), mitkochen!

Grüner Tee

Wundermittel aus China

Wann genau die Menschen das erste Mal aus den Blättern einer Pflanze Tee zubereiteten, weiß man nicht. Einer Legende nach war es der chinesische Kaiser Shen Nung, auch »Vater der Arzneikunde« genannt, der vor fast 5000 Jahren zufällig während eines Jagdausfluges die Zubereitung von Tee entdeckte. Er kochte das Trinkwasser ab, in das einige Blätter eines Teestrauches fielen. Das sich golden färbende Wasser duftete angenehm, und als der Kaiser davon trank, war er nicht nur von dem Geschmack begeistert, sondern fühlte sich auch sofort erfrischt und gut erholt.

Der Teestrauch wurde ursprünglich nur zu Heilzwecken in den chinesischen Klostergärten kultiviert. Erst später wurde er auch im Volk populär als billige Alternative zu vergorenen Getränken.

Vom Heilmittel zum Volksgetränk

Seit etwa 1000 Jahren hat sich der Grüne Tee auch in Tibet und Japan etabliert; im 17. Jahrhundert gelangte er über Rußland nach England, wo er von der Aristokratie sehr geschätzt wurde. In der Mitte des 19. Jahrhunderts übernahm der fermentierte Schwarze Tee aus den Plantagen in den englischen Kolonien die Rolle des Grünen Tees in Europa. In den letzten Jahren allerdings erlebt der Grüne Tee wegen seiner guten Verträglichkeit und seiner gesundheitsfördernden Wirkungen eine wahre Renaissance.

So sieht die Teepflanze aus

Grüner und auch schwarzer Tee werden aus den Blättern der Teepflanze *(Camellia sinensis, Thea sinensis)* gewonnen. Der immergrüne Baum kann manchmal bis zu 15 Meter hoch werden. Seine Blätter sind dunkelgrün und etwas ledrig und haben einen gesägten Rand. Die weißen oder rosa Blüten duften angenehm.

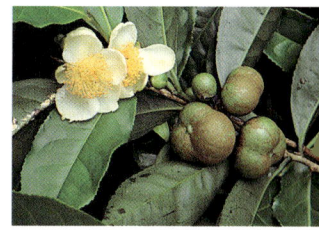

Blüte und Frucht einer Teepflanze

Die wichtigsten Sorten im Überblick

Es gibt mehr als 150 verschiedene Sorten Grünen Tee, darunter auch Tees mit künstlichem Aroma, die aber jeden echten Teekenner eher kaltlassen. Für Menschen, die auf die heilsame Wirkung des Grünen Tees nicht verzichten möchten, den herben Geschmack aber nicht so gerne mögen, gibt es durchaus qualitativ hochwertige, mit natürlichen Fruchtzusätzen aromatisierte Sorten. Natürlich können Sie auch etwas Zucker oder Honig oder einen Spritzer Zitronensaft dazugeben.

Teesorte	Eigenschaften	Farbe und Geschmack
Japan		
Bancha	ähnlich wie Sencha, gerollte Blätter etwas größer; klassische Sorte, wird häufig getrunken	hellgrüne Farbe, frisch-herber Geschmack
Genmaicha	Spezialität aus Bancha und geröstetem Vollkornreis	leicht bräunliche Farbe, leicht salzig-körniger, aber auch süßlicher Geschmack
Gabalong	sehr feine Qualität; gilt in Japan als Gesundheitstee	sehr aromatisch
Kokaicha	pulverisierte, gepreßte Blätter	hellgelbe Farbe, frisch-aromatischer Geschmack
Matcha	wird bei der japanischen Teezeremonie getrunken; die Sträucher wachsen im Schatten von Laubbäumen; wird nach dem Aufgießen mit einem Bambusbesen kurz aufgeschlagen; enthält relativ viel Koffein	herber Geschmack
Sencha	der meistgetrunkene Tee in Japan; es gibt drei Qualitäten: Superior, Medium, Low	grün-gelblicher Aufguß, duftig frischer, leichter Geschmack
China		
Green Pekoe	aus der Knospe und den ersten beiden Blättern im Frühjahr; dünnes, sorgfältig gerolltes Blatt	hellgrüne Farbe, frischer Geschmack
Gunpowder	Kugelblätter, die sich beim Aufgießen entfalten; besonders hoher Koffeingehalt	gelblich-grüner Aufguß, klarer, frisch-herber Geschmack, sehr anregend
Gu Zhang Mao Jian	nur die ganz zarten Blätter werden an zehn Tagen im Jahr geerntet; leicht fermentiert	besonders leichter, etwas süßlicher Geschmack
Ju Hua Cha	besondere Spezialität: 50 junge Triebe werden zu einer »Teerose« gebunden; entfaltet in der Tasse, mit heißem Wasser übergossen, ihr feines Aroma	schwachgelbe Farbe, weicher Geschmack
Lung Ching	gehört zu den besten chinesischen Teesorten; lange, flache Blattform	smaragdgrüner, heller Aufguß, weicher, leicht süßlicher Geschmack, hat einen angenehm kühlenden Effekt
Oolong	sehr wertvoll, weil halbfermentiert (Blattkern bleibt unfermentiert); steht zwischen Schwarzem und Grünem Tee	verschiedene Charaktere
Young Hyson	stammt von wilden Teesträuchern; dicke Blätter, die lang und dünn gerollt werden	voller, intensiver Geschmack, anregend, mild

Grünen Tee anbauen und ernten

Insgesamt werden jährlich weltweit etwa 2,5 Millionen Tonnen Tee produziert, davon sind 20 Prozent Grüner Tee. Tee wird hauptsächlich in Süd- und Ostasien angebaut, aber auch in Südamerika, Ostafrika, in den GUS-Staaten, der Türkei und im Iran. In Japan und China wird überwiegend Grüner Tee hergestellt. Typische »Schwarztee-Länder« dagegen sind Indien und Ceylon.

Am besten gedeiht die Pflanze in höheren Lagen und feuchtwarmem Klima. Wegen der besseren Erntebedingungen wird sie in Strauchgröße kultiviert.

Indien allein produziert 30 Prozent der Tee-Weltproduktion

Gleich nach der Ernte, die zum Teil noch per Hand geschieht, werden die Blätter gedämpft, gerollt und getrocknet. Dadurch werden sie enzymatisch nicht mehr verändert, Inhaltsstoffe und Farbe bleiben auf diese Weise erhalten. In China wird allerdings auch der Grüne Tee meist etwas anfermentiert und dann geröstet, dadurch erhält der Teeaufguß eine leicht orangefarbene Tönung. Die japanischen Teeaufgüsse haben dagegen eine eher grünlich-gelbe Färbung.

Im Gegensatz zum Grüntee werden die Blätter für den Schwarzen Tee etwas angewelkt, gerollt und dann bei hoher Luftfeuchtigkeit durch die eigenen Enzyme fermentiert. Die Blätter färben sich dadurch rotbraun und nach dem Trocknen schwarz. Durch diesen Prozeß kann das Koffein vom Körper schneller aufgenommen werden, der Tee wirkt anregender, es gehen aber auch wichtige Wirkstoffe verloren, der Tee ist nicht mehr Heil-, sondern nur noch Genußmittel.

Was Grünen Tee so wertvoll macht

Besonders eindrucksvoll ist die das Vitamin E übertreffende antioxidative Wirkung des Grünen Tees, hervorgerufen durch Tannin und Katechine. Damit werden Alterungsprozesse im Körper verlangsamt, das Wachstum von Krebszellen wird gehemmt, und Strahlenschäden sollen abgefangen werden. Auch auf das Herz-Kreislauf-System wirkt sich Grüner Tee sehr positiv aus, indem er dafür sorgt, daß sich weniger Ablagerungen in den Blutgefäßen (Arteriosklerose) bilden. Zudem verbessern sich die Fließeigenschaften und die Fettwerte des Blutes beim Genuß von Grünem Tee, dessen Enzyme sogar den Blutdruck leicht senken. Somit beugt er Herzinfarkt und Schlaganfall vor. Und er unterstützt die Funktion und Erneuerung sämtlicher Körperzellen, wirkt positiv auf Stoffwechselerkrankungen wie Gicht und Diabetes mellitus und stärkt die Abwehrkräfte.

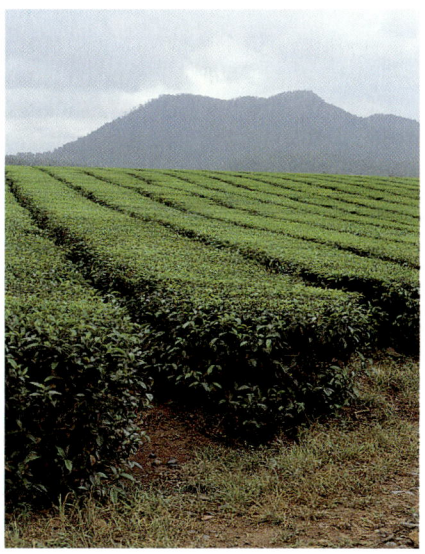

Typische Teeplantage in Indien

Wichtigste Bestandteile sind Tannin, Koffein und Katechine, Vitamine und Mineralien

Die Bitterstoffe des Grünen Tees fördern den Appetit und die Verdauung. Auf die Schleimhäute des Verdauungstraktes wirken die Gerbstoffe zusammenziehend, bei Durchfall stopfend. Das Koffein wird dadurch langsamer vom Körper aufgenommen, die sanft anregende Wirkung hält länger an als bei Kaffee oder Schwarzem Tee.

Koffein fördert die Gesundheit

Richtig dosiert stimuliert Koffein das zentrale Nervensystem und die Atmung, fördert die Herzfunktion und hilft gegen Kopfschmerzen, Migräne und rheumatische Erkrankungen. In den jüngeren, kleineren Blättern des Grünen Tees ist mehr Koffein enthalten als in den älteren Blättern. Wer jedoch unter Bluthochdruck leidet, sollte eine koffeinarme Sorte wählen und auf Schwarzen Tee und Kaffee möglichst verzichten.

Der hohe Gehalt an Mineralstoffen und Spurenelementen im Grünen Tee wirkt sich günstig auf die Zähne aus. Wenn Kinder täglich eine Tasse Grünen Tee trinken oder auch nur den Mund mit Grünem Tee ausspülen, wird die Kariesgefahr um die Hälfte reduziert. Von besonderer Bedeutung während der Schwangerschaft ist Zink, das ebenfalls in Grünem Tee enthalten ist. Außerdem finden sich große Mengen an Vitamin A, C, Vitaminen der B-Gruppe und ätherische Öle.

Unerwünschte Nebenwirkungen

Zuviel Grüner Tee kann auch schädlich sein: Eine Überdosierung ruft Erregung, Herzklopfen oder unregelmäßigen Puls hervor. Wer eine kranke Leber hat, sollte ebenfalls vorsichtig sein, denn eine große Menge Grüner Tee kann die Leber noch mehr schädigen.

So verwenden Sie Grünen Tee

Bevorzugen Sie beim Kauf luftdicht verpackte Tees. Besorgen Sie sich lieber kleinere Mengen, denn durch zu lange Lagerung wird der Vitamingehalt geringer. Bewahren Sie den Tee kühl und trocken in speziellen Teedosen auf.

Tee

Rezept

▶ *Das brauchen Sie:*
eine Teekanne nur für Grünen Tee, die nur mit heißem Wasser, nicht mit Spülmittel ausgewaschen wird; kalkarmes Wasser; Tee

▶ *So wird's gemacht:*
Die Teekanne mit heißem Wasser füllen, um sie anzuwärmen.
1 Liter Wasser zum Kochen bringen und 5 Minuten lang abkühlen lassen: Grünen Tee nie mit kochendem Wasser übergießen. Die ideale Temperatur liegt zwischen 60 und 80 Grad C.
Pro Tasse etwa 1 gestrichenen Teelöffel Teeblätter in die vorgewärmte Teekanne geben und mit dem heißen Wasser übergießen. Die Teeblätter sollten sich gut ausbreiten können,
keine »Tee-Eier« verwenden, die den Tee zusammenpressen.
Den Tee 2 bis 3 Minuten ziehen lassen. Zieht er kürzer, wirkt
er besonders anregend, zieht er länger als 5 Minuten, wirkt er
eher beruhigend.

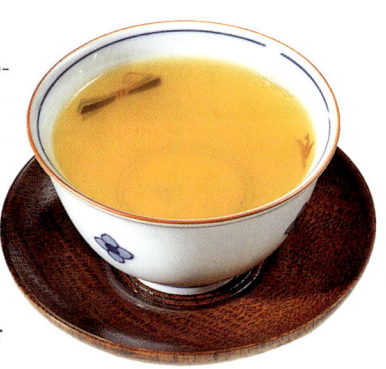

Tip

Mehrfach aufgießen

Sie sollten immer soviel Tee zubereiten, wie innerhalb einer
Stunde getrunken wird. Wird die Kanne sofort geleert, können
die Teeblätter in der Kanne bleiben, denn Grüner Tee kann je
nach Sorte bis zu viermal aufgegossen werden. Wird die Kanne nicht sofort geleert, nehmen Sie entweder die Teeblätter
heraus oder gießen Sie den Tee in eine zweite vorgewärmte
Kanne um, damit er nicht bitter wird.

Sie profitieren am meisten von der gesundheitsfördernden und sanft
anregenden Wirkung des Grünen Tees, wenn Sie täglich etwa 3 große
Tassen trinken. Einige chinesische Wissenschaftler empfehlen sogar
noch deutlich höhere Mengen. Sind Sie »koffeinempfindlich«, lassen
Sie den Tee länger ziehen oder wählen Sie eine koffeinarme Sorte. Sie
können auch den ersten Aufguß, der bis zu 1 Minute gezogen hat,
wegschütten. Der zweite und dritte Aufguß muß dann etwa 3 Minuten – je nach Geschmack und Erfahrung – ziehen.

Aufguß für Wickel und Kompressen

▶ 4 Teelöffel Grünen Tee mit 1 Liter heißem Wasser übergießen und
5 Minuten ziehen lassen. Abseihen und im Kühlschrank abkühlen
lassen.

Rezept

Grüntee-Bad

▶ Nicht zu heißes Wasser (etwa 36 Grad C) in die Badewanne einlaufen lassen. 1 Liter doppelt stark angesetzten Grünen Tee dazu-
gießen.

Rezept

Dabei hilft Grüner Tee

Grüner Tee kann vielfältig angewendet werden, vor allem vorbeugend gegen Herz-Kreislauf-Erkrankungen, Krebs und Karies.

Die wichtigsten Anwendungen auf einen Blick

Beschwerden:	Möglichkeiten der Anwendung:
Abwehrschwäche	Regelmäßig vorbeugend Tee trinken
Appetitlosigkeit	1/2 Stunde vor dem Essen Grünen Tee trinken
Durchfall	Möglichst 1 Liter Grünen Tee trinken
Ekzeme, entzündete, gereizte Haut	Mit Grünem Tee waschen, Grüntee-Bad
Halsschmerzen	Mit Grünem Tee gurgeln
Körperliche Erschöpfung	Bis zu 1 Liter Grünen Tee (eventuell mit Honig) trinken
Trockene, beanspruchte Haut	Mit Grünem Tee waschen, regelmäßig Grünen Tee trinken
Zahnfleischentzündung	Den Mund mit Grünem Tee spülen

Herz-Kreislauf-Erkrankungen und Krebs

Regelmäßiger Genuß von Grünem Tee kann frühzeitigen Alterserscheinungen, Herz-Kreislauf-Erkrankungen und Krebs vorbeugen und zusätzlich zu einer Behandlung helfen.

Rezept

▶ Trinken Sie täglich mindestens 2 bis 3 Tassen Grünen Tee.

Geistige und körperliche Leistungsfähigkeit

Grüner Tee wirkt psychisch harmonisierend und geistig anregend, Konzentration und geistige Leistungsfähigkeit verbessern sich. Aber auch den Körper macht Grüner Tee wieder fit: Sportler können damit auf natürliche Weise ihren Mineralienbedarf decken.

Rezepte

▶ *Geistig-seelische Erschöpfung:*
Trinken Sie kurmäßig täglich 2 bis 3 Tassen Grünen Tee. Verstärken Sie die Wirkung mit einer individuellen Teezeremonie.
▶ *Körperliche Erschöpfung:*
Trinken Sie über den Tag verteilt etwa 1 Liter Grünen Tee, geben Sie eventuell etwas Honig dazu.

Beschwerden des Verdauungstraktes

Schon den Zähnen können Sie mit den vielen Mineralien des Grünen Tees viel Gutes tun. Entzündungen an der Mundschleimhaut, im Magen oder Darm werden gebessert, die Schleimhaut zieht sich regelrecht zusammen. Grüner Tee regt den Appetit an, bei Durchfall wirkt er stopfend und füllt den Verlust an Mineralien wieder auf.

▶ *Karies und Zahnfleischentzündung:*
Trinken Sie täglich 2 bis 3 Tassen Grünen Tee oder spülen Sie damit mehrmals täglich, vor allem vor dem Schlafengehen, den Mund 5 Minuten lang. Diese Behandlung ist insbesondere für Kinder geeignet.

▶ *Appetitlosigkeit:*
Trinken Sie eine halbe Stunde vor dem Essen 1 bis 2 Tassen Grünen Tee.

▶ *Leichter Durchfall:*
Trinken Sie möglichst 1 Liter Grünen Tee.

Rezepte

Halsschmerzen

Trinken Sie Grünen Tee wegen seiner stärkenden Wirkung auf das Immunsystem auch während einer Erkältung. Seine Gerbstoffe können Halsschmerzen lindern.

▶ Gurgeln Sie beim ersten Kratzen im Hals 5 Minuten lang mit einem doppelt starken Aufguß.

Rezept

Haut

Durch seine antioxidative Wirkung kann Grüner Tee den Alterungsprozeß der Haut etwas aufhalten und dafür sorgen, daß die Feuchtigkeit in der Haut gespeichert wird. Die Wirkstoffe stärken die Haut von innen, sie wird widerstandsfähiger gegen Einflüsse von außen. Äußerlich angewendet verstärkt er ihren Säureschutzmantel, wirkt entzündungshemmend und beruhigend, seine Gerbstoffe straffen die Haut. Deshalb ist Grüner Tee immer häufiger auch in Hautcremes enthalten.

▶ *Ekzeme, entzündete, gereizte Haut:*
Waschen Sie die betroffenen Stellen mit einem doppelt starken Aufguß. Machen Sie einmal wöchentlich ein Grüntee-Bad.

Rezepte

▶ *Sonnenbrand:*
Machen Sie mehrmals täglich kühlende Kompressen mit Grünem Tee.

▶ *Trockene, beanspruchte Haut:*
Waschen Sie das Gesicht abends und eventuell morgens mit Grünem Tee, der gut abgekühlt ist. Waschen Sie morgens den ganzen Körper mit kaltem Grünem Tee.

Honig

Ein süßes Nahrungs- und Heilmittel

Honig ist viel mehr als ein wohlschmeckendes Nahrungsmittel: Er wirkt vorbeugend gegen fast alle Gesundheitsstörungen und kann unterstützend zur Heilung verschiedener Erkrankungen eingesetzt werden.

Zur Vorbeugung gegen fast alle Beschwerden

Seit seiner Entdeckung ist Honig ein heißbegehrtes Genußmittel. Die ersten Hinweise, daß Menschen Honig sammelten, reichen bis in die Vorzeit: Eine 16 000 Jahre alte Felszeichnung aus der spanischen Provinz Valencia zeigt ein Mädchen, das von Bienen umschwirrt eine Honigwabe aus einer Felshöhle holt.

Die alten Griechen stellten aus Honig ein wohlschmeckendes Getränk her: Sie verdünnten ihn mit Wasser und vergoren das Ganze zu Met. Später entdeckte man, daß Wunden schneller heilten, wenn man sie mit einer Mischung aus Honig und Lehm bestrich. Honig wurde außerdem von vielen Völkern bei Vergiftungen, Augenleiden und Erkrankungen der Lunge verabreicht – und er bekam sogar einen Ruf als Potenzmittel.

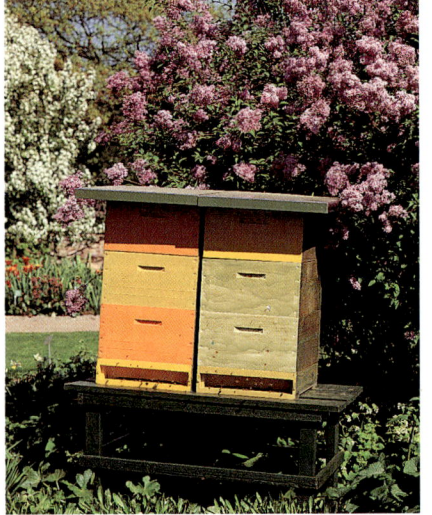

Bienenstöcke, in denen der Honig gesammelt wird

Aus Blütennektar und Honigtau

Bienen stellen Honig entweder aus Nektar, dem zuckerreichen Blütensaft, oder aus dem Honigtau von Blättern und Nadeln der Waldbäume her. Honigtau ist das zuckerhaltige Ausscheidungsprodukt von Insekten, zum Beispiel Läusen, die auf Baumblättern oder -nadeln leben. Arbeitsbienen nehmen Nektar oder Honigtau mit dem Rüssel auf und bringen ihn, bereits mit Enzymen versetzt, in den Bienenstock. Dort übergeben sie die Säfte den Stockbienen, die das Sammelgut einspeicheln und weitere Enzyme zufügen. Den auf diese Weise entstehenden Rohhonig füllen die Stockbienen in Waben, wo er durch Verdunstung eingedickt wird. Der Imker entnimmt dann die Honigwaben und gewinnt daraus durch Schleudern den Honig.

Was Honig so wertvoll macht

Die Zusammensetzung und der Geschmack des Honigs, die Konsistenz, die Farbe und der Geruch variieren von Sorte zu Sorte. Zum größten Teil besteht er aus Frucht- und Traubenzucker; der Traubenzucker geht sofort ins Blut über und entfaltet umgehend seine stärkende Wirkung. Der Fruchtzucker dagegen wird als Reserve in der Leber gelagert. Im Gegensatz zum raffinierten Zucker enthält Honig nicht nur »leere Kalorien« ohne weitere verwertbare Stoffe; zusätzlich sind Enzyme enthalten, die zum Beispiel für die Entstehung der »Inhibine« nötig sind. Diese Inhibine, einige andere Substanzen im Honig und sein niedriger Säurewert hemmen das Wachstum von verschiedenen Bakterien und Pilzen.

Der Gehalt an Vitaminen im Honig ist niedrig, hauptsächlich sind es Vitamine der B-Gruppe. Dagegen ist er besonders reich an Spurenelementen wie Eisen und Zink, in geringen Mengen sind Mineralstoffe wie Natrium, Kalzium und Magnesium zu finden. Außerdem enthält er hormonartige Substanzen wie das Azetylcholin, das sowohl die Aufnahme von Traubenzucker in die Muskeln fördert als auch direkt über das Herz den Blutdruck und den Herzrhythmus reguliert.

Nicht nur »leere Kalorien«, sondern viele wertvolle Inhaltsstoffe

Unerwünschte Nebenwirkungen

Nebenwirkungen sind durch die Einnahme von Honig nicht zu erwarten. Durchfall kann allerdings verstärkt werden, so daß bei dieser Erkrankung nur geringe Mengen eingenommen werden sollten. Sehr selten können die Pollen im Honig allergische Reaktionen hervorrufen.

Vorsicht bei Pollenallergie

So verwenden Sie Honig

Honig sollte wegen seines Gehalts an hitzeempfindlichen Enzymen möglichst nicht über 40 Grad C erhitzt werden. Wenn er kristallisiert ist, kann das Glas so lange im Wasserbad erwärmt werden, bis er wieder flüssig ist. In jedem Fall ist es ratsam, den Honig an einem dunklen Ort gut verschlossen aufzubewahren, denn er ist lichtempfindlich, zieht Feuchtigkeit an und nimmt leicht Gerüche auf.

Honig kann einfach löffelweise gegessen, in Tee aufgelöst oder in anderer Form der Nahrung beigemischt werden.

Wichtig: Nehmen Sie größere Mengen Honig (2 bis 6 Teelöffel) nicht auf einmal, sondern immer über den Tag verteilt ein. Lassen Sie ihn langsam im Mund zergehen.

Injektionen von speziell zubereitetem Honig sind in besonderen Fällen zur schnellen Stärkung hilfreich. In diesem Fall muß jedoch eine Pollenallergie ausgeschlossen sein.

Gereinigter Honig wird Fertigpräparaten, zum Beispiel Hustensäften, beigemischt.

Wichtig!

Honig langsam im Mund zergehen lassen

Dabei hilft Honig

Honig gibt Kraft, beruhigt die Nerven und den Kreislauf, lindert Beschwerden bei Erkältungen und bessert Entzündungen der Haut.

Die wichtigsten Anwendungen auf einen Blick

Beschwerden:	Möglichkeiten der Anwendung:
Abwehrschwäche	Honigkur
Akne	Honig-Gesichtsmaske oder auf einzelne Pickel tupfen
Allergie, Asthma	Honigkur
Appetitlosigkeit	Honig einnehmen
Erkältung, Grippe, Bronchitis, Husten, Halsschmerzen	Honig pur einnehmen oder in Erkältungstee auflösen
Erschöpfung, körperliche und geistige	Honigkur
Gedeihstörungen, Konzentrationstörungen	Honigkur
Herzschwäche	Honig dauerhaft einnehmen
Infektionen	Honigkur
Nervosität	Honigkur oder im akuten Fall einnehmen
Schlafstörungen	Honig in Schlaftee einnehmen
Verdauungsbeschwerden	Honig pur oder in Verdauungstee einnehmen
Verletzungen und Wunden	Honig auftragen
Verstopfung	Honig pur oder in Abführtee aufgelöst einnehmen

Körperliche und geistige Erschöpfung

»Powernahrung« für Geschwächte und Leistungssportler

In Phasen allgemeiner Erschöpfung, chronischer Müdigkeit oder Leistungsschwäche ist Honig ein hervorragendes Aufbaumittel. Auch nach Operationen oder länger dauernden Krankheiten bringt eine Honigkur verbrauchte Energien schnell zurück. Die im Honig enthaltenen Einfachzucker (Monosaccharide) werden ohne Umwandlung sofort im Darm aufgenommen. Dem Körper wird dadurch sehr schnell wieder ausreichend Energie zugeführt. Dazu kommen noch die vielen anderen Wirkstoffe, die dauerhaft stärken.

▶ Nehmen Sie bei deutlichen Schwächezuständen, zum Beispiel nach Operationen oder länger dauernden Erkrankungen, 4 oder mehr Teelöffel Honig pro Tag ein, am besten Eukalyptus-, Heide- Pfefferminz- oder einen Blütenmischhonig, so lange, bis es Ihnen bessergeht. In leichteren Fällen genügt morgens und abends je 1 Teelöffel.

Rezept

Herzschwäche

Eine kräftigende und heilende Wirkung hat Honig auch auf das Herz. Er verbessert die Durchblutung der Herzkranzgefäße, die den Herzmuskel mit Sauerstoff und Nährstoffen versorgen. Zusätzlich wird durch das Azetylcholin die Arbeitsleistung des Herzens erhöht. Das spielt vor allem eine Rolle bei altersschwachen Herzen, nach länger dauernden Erkrankungen oder bei Leistungsminderung des Herzens durch Rauchen. Honig ist daher ein ideales Alterstonikum.
▶ Nehmen Sie kurmäßig über 3 Wochen täglich 4 oder mehr Teelöffel Honig ein, wenn möglich Weißdornhonig, sonst Eukalyptus-, Heide-, Pfefferminz- oder Blütenmischhonig. Danach genügt morgens und abends je 1 Teelöffel.

Rezepte

Schlaf- und Konzentrationsstörungen

Auch Menschen, die sich häufig überreizt, unruhig und gestreßt fühlen oder unter Schlaf- oder Konzentrationsstörungen leiden, können von der Wirkung des Honigs profitieren. Kalzium, Phosphor, die »Nervenvitamine« der B-Gruppe und Magnesium haben eine beruhigende Wirkung auf das Nervensystem.
▶ *Nervosität:*
Trinken Sie täglich 2 bis 3 Tassen eines Nerventees. Lösen Sie pro Tasse 1 Teelöffel Honig auf, am besten Lindenblüten-, Melissen- oder Orangenhonig.
▶ *Schlafstörungen:*
Bereiten Sie einen Schlaftee zu und geben Sie 1 Teelöffel Honig hinein, am besten Lindenblüten-, Melissen- oder Orangenhonig. Trinken Sie davon etwa eine halbe Stunde vor dem Schlafengehen 1 bis 2 Tassen.

Mit einem Quirl läßt sich Honig gut entnehmen

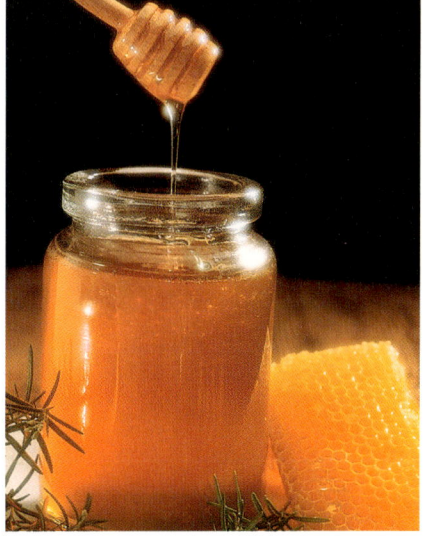

Infektionen

Honig ist ein richtiges »Breitband-Antibiotikum«. Die darin enthaltenen Inhibine töten Bakterien ab und hemmen Entzündungen. Natürlich ist Honig kein Ersatz für Antibiotika, er kann aber ohne weiteres zusätzlich gegeben werden.

Rezepte

▶ *Bakterielle Infektionen:*
Nehmen Sie bei Erkältungskrankheiten, Grippe, Blasenentzündung oder anderen durch Bakterien verursachten entzündlichen Erkrankungen täglich 4 Teelöffel Honig ein, bei Fieber oder Husten Lindenblütenhonig oder Waldmischhonig, aber auch Akazien-, Heide-, Lavendel-, Kohlblüten- oder Pfefferminzhonig.
Ist die Infektion überstanden, nehmen Sie weiterhin etwa 3 Wochen lang 1 bis 2 Teelöffel Honig täglich ein, um das Immunsystem zu stärken. Nehmen Sie bei chronischer Bronchitis über 4 Wochen täglich 6 Teelöffel Honig ein.
▶ *Halsschmerzen, Husten:*
Trinken Sie bei Halsschmerzen und Husten – sofern die Atemwege nicht sehr verschleimt sind – schluckweise 1 Glas warme Milch mit 1 Teelöffel Honig. Auch Zitronensaft mit Honig lindert hervorragend Halsentzündungen.

Entgiftung

Durch seine anregende Wirkung auf die Produktion von Gallensaft und auf die Entgiftungsprozesse der Leber wirkt Honig allgemein entschlackend. Die Entgiftung des Körpers stärkt wiederum das Immunsystem und bessert das Allgemeinbefinden.

Rezept

▶ Führen Sie im Frühjahr und im Herbst über etwa 6 Wochen eine Kur mit täglich 2 bis 3 Teelöffeln Honig durch. Sie können den Honig in täglich 2 bis 3 Tassen Brennesseltee auflösen.

Verdauungsbeschwerden

Honig ist sehr leicht verdaulich, da der meiste Teil des darin enthaltenen Zuckers im Darm nicht noch aufgespalten werden muß. Dadurch entstehen keine Gärungsprozesse. Er wirkt mild abführend, appetitanregend und reguliert die Magensäureproduktion. Ein nervöser Reizmagen beruhigt sich durch die regelmäßige Einnahme von Honig. Durch Bakterien verursachte Durchfälle bessern sich.

Rezept

▶ Nehmen Sie jeweils vor dem Essen oder nach Bedarf zwischendurch 1 Teelöffel Honig ein, zum Beispiel Akazien-, Melissen-, oder Pfefferminzhonig, pur oder in einem einem Verdauungstee.

Allergien

Es gibt Menschen, die auf Honig beziehungsweise Pollen allergisch reagieren und unter Durchfall, Ausschlägen, Heuschnupfen oder sogar Asthma leiden. Durch Honig können allerdings auch bestehende Allergien, sogar die Pollenallergie, gebessert werden. Seine das Immunsystem stärkende Wirkung scheint außerdem der Entstehung von Allergien vorzubeugen sowie Asthma zu lindern.

▶ *Pollenallergie:*
Beginnen Sie vorsichtig mit 1 Teelöffel Blütenmischhonig täglich, am besten aus der näheren Umgebung. Werden die Beschwerden nach einigen Tagen nicht schlimmer, fahren Sie damit fort.

▶ *Asthma:*
Nehmen Sie 4 Wochen lang täglich 6 Teelöffel Honig ein.

Rezepte

Kleine Wunden, Verletzungen, Entzündungen

Hilfreich ist Honig auch bei Wunden und Verletzungen. Die im Honig enthaltenen antiseptischen Substanzen verhindern, daß sich Wunden entzünden. Honig hat die Eigenschaft, Wasser anzuziehen. Auf die verletzte Haut aufgetragen, zieht er Blut und Lymphe an und verhilft so zu einer schnelleren Heilung. Außerdem wirkt er leicht kühlend und schmerzlindernd.

▶ *Kleinere Verletzungen oder Schnittwunden:*
Streichen Sie auf die verletzte Hautstelle dick Honig auf, am besten Kohlblüten-, Lavendel- oder Pfefferminzhonig, und umwickeln Sie die Stelle mit einer Mullbinde oder, noch besser, lassen Sie sie an der Luft trocknen.

Rezepte

▶ *Unreine Haut mit Entzündungen:*
Tragen Sie einmal pro Woche dick Honig auf das gereinigte Gesicht auf. Nach einer halben Stunde waschen Sie es gründlich ab. Betupfen Sie einzelne Pickel mehrmals täglich mit Honig. Nehmen Sie zusätzlich täglich 1 Teelöffel Honig ein, am besten Akazien-, Kohlblüten- oder Pfefferminzhonig.

Honig für Kinder

Babys im ersten Lebensjahr darf kein Honig gegeben werden, da ihre Darmflora noch nicht stabil ist und es in seltenen Fällen zum lebensbedrohlichen Säuglingsbotulismus, einer Form der Lebensmittelvergiftung, kommen kann. Auch kann er das Allergierisiko erhöhen. Für alle übrigen Altersgruppen ist er jedoch sehr gut geeignet. Honig steigert den Appetit und schützt vor Darmstörungen und Infektionen. Er fördert die Blutbildung und verbessert den Mineralienhaushalt. Auch bei Konzentrationsproblemen, nachlassender Leistungsfähigkeit und Angst in der Schule kann Honig helfen. Er enthält allerdings auch sehr viel Zucker. Deshalb gerade bei Kindern: Zähneputzen nach dem Naschen von Honig nicht vergessen.

Wichtig!

Kein Honig für Babys im ersten Lebensjahr!

▶ *Gedeih- und Konzentrationsstörungen:*
Geben Sie Ihrem Kind je nach Alter täglich 1 bis 3 Teelöffel Honig.

Kefir und Kombucha

Heilende Getränke für jeden Tag

Sie erfrischen, regen an und versprechen Schönheit und ein langes Leben: Gärgetränke wie Kefir und Kombucha, für die bisher vor allem die Russen eine Vorliebe hatten, erobern mehr und mehr die ganze Welt. Kefir, die »Milchknolle«, und Kombucha, der »Teepilz«, vergären Flüssigkeit durch sich gut ergänzende Mikroorganismen.

Kefir

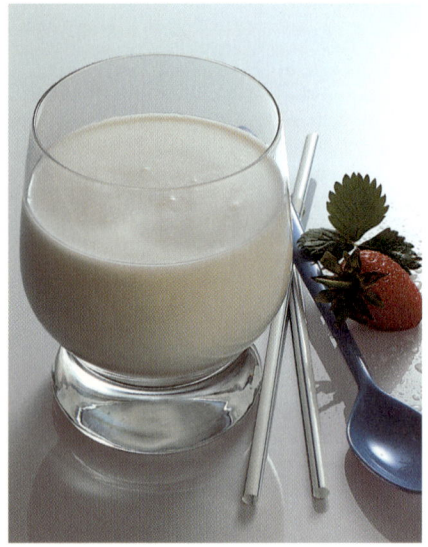

Die Milchvergärung ist in Mitteleuropa schon eine ganze Weile bekannt. Schlagzeilen haben die Menschen aus dem Kaukasus, dem Ursprungsland des Kefirs, gemacht: Die Einwohner werden nicht selten über 100 Jahre alt. Ende des 19. Jahrhunderts entstanden in Rußland »Kefiranstalten«, die Menschen mit Magen-Darm- und Lungenproblemen, Rachitis, Blutarmut, gynäkologischen Erkrankungen und zur Genesung nach längerer Krankheit aufnahmen.

Kombucha

Dieses Getränk auf der Basis von Schwarzem, Grünem oder Kräutertee stammt von einem koreanischen Arzt namens Kombu, der um 400 n. Chr. den magenkranken japanischen Kaiser mit einem speziellen Getränk

Kefir schmeckt auch sehr gut in Kombination mit Obst

heilte, das dann als Kombu-Cha, der Tee des Kombu, überall bekannt wurde. Vor dem Zweiten Weltkrieg war Kombucha auch in Deutschland ein weitverbreitetes Getränk und Heilmittel, dann geriet es in Vergessenheit. Mittlerweile ist das alte Hausmittel wieder »in«: Madonna, Daryl Hannah und Linda Evans trinken jeden Morgen ein Glas davon oder legen sich Stücke des Wunderpilzes als Maske auf das Gesicht.

So sehen Kefir und Kombucha aus

Kefir

Die Kefirknolle ist ein blumenkohlartiges Gebilde aus weichen, weißlich-durchscheinenden knorpelartigen Körnern, das aus Kuh- oder auch Schafs- oder Ziegenmilch ein prickelndes Getränk zaubert. Die

Gebilde können einen Durchmesser von etwa 1 Zentimeter, aber auch die Größe einer Kinderfaust haben. Sie sind ein leistungsfähiges Mikrolabor, das überwiegend aus Milchsäurebakterien und Hefepilzen besteht. Der Zucker aus der Milch wird von den Bakterien zu Milchsäure verarbeitet, die Hefepilze unterstützen sie dabei und zerlegen Eiweiße in leichtverdauliche Aminosäuren, produzieren B-Vitamine, Kohlensäure und Alkohol.

Je mehr Hefepilze enthalten sind, um so stärker ist der Kefirgeschmack und der Wert für die Gesundheit

Kombucha

Der »Teepilz« ist ebenfalls eine Symbiose von Säurebakterien mit verschiedenen Hefen. Wie ein weißgrauer, dicker Pfannkuchen von gallert-schleimiger bis zäh-ledriger Konsistenz breitet er sich über die ganze Oberfläche der Flüssigkeit aus. Die gallertartige Masse aus Zellulose wird von den Bakterien produziert. Sie nutzen die Stoffwechselprodukte der Hefen als Energielieferanten, die Hefen wiederum profitieren von den bakteriellen Produkten, der Gallertschicht und der Säure. Die Mikroorganismen verarbeiten den dem Tee zugesetzten Zucker zu Essigsäure, Milchsäure, Alkohol und Kohlendioxid.

So setzen Sie Kefir und Kombucha an

Kefir

Die blumenkohlartige Kefirknolle macht aus Milch ein kohlensäurehaltiges, erfrischendes Getränk. Je nachdem, wie lange sie in der Milch bleibt, entsteht eine mild-säuerliche oder kräftig-saure Flüssigkeit. Die Kefirknolle bildet bei guter Pflege immer wieder kleine Ableger aus, die leicht abgelöst werden können.

▶ *Was Sie brauchen:*
etwa 20 Gramm Kefirknolle, 1 Liter H-Milch, eine verschließbare Flasche mit weitem Hals

▶ *So wird's gemacht:*
Flasche mit heißem Wasser ohne Spülmittel ausspülen. Milch einfüllen, dabei Platz für den Pilz lassen. Die Knolle in die Milch legen und das Ganze an einen lichtgeschützten, nicht zu warmen Ort stellen, am besten bei etwa 25 Grad C, nicht über 30 Grad C oder unter 5 Grad C. Die Flasche verschließen und etwa 1 bis 2 Tage stehenlassen. Während der Gärung hin und wieder etwas schütteln. Dann alles durch ein Sieb gießen, um den Kefirpilz vollständig herauszufiltern. Fertiger Kefir hält sich im Kühlschrank bis zu 14 Tage. Der Kohlensäureanteil im Kefir ist besonders hoch, wenn er bei Temperaturen um die 28 Grad C kürzer als 24 Stunden vergoren wird. Wenn Sie eine Kefirpause einlegen möchten, können Sie die Knolle in abgekochtes Wasser legen. Die Knolle hält sich im Kühlschrank etwa 20 Tage lang.

Rezept

Die Knolle nicht waschen, der Milchsäurerest hilft beim Konservieren

Kombucha

Tee wird mit Kombucha zu einem säuerlich-aromatischen, apfelweinartigen, angenehm schmeckenden, erfrischenden und verdauungsfördernden Getränk. Je nach Kulturbedingungen, Zusammensetzung und Stoffwechselaktivität des »Pilzes« und der Länge der Gärungszeit schmeckt es fruchtig-erfrischend bis säuerlich.

▶ *Was Sie brauchen:*

1 großes Gefäß aus Glas, Porzellan oder Ton (zum Beispiel ein Einmachglas, das 2 bis 3 Liter faßt), 1 Liter Schwarzer, Grüner oder Kräutertee, 70 Gramm Honig oder Zucker, etwa 100 Milliliter fertig vergorenes Kombuchagetränk, gallertartige Pilzkultur, dünnes Stofftuch oder Papiertaschentuch, Gummiband zum Befestigen, Flaschen zum Abfüllen

▶ *So wird's gemacht:*

1 Liter Tee wie üblich zubereiten, 15 Minuten ziehen lassen, abseihen, auf Handwärme abkühlen lassen. Jetzt 70 Gramm Honig oder Zucker darin auflösen und in das Gefäß gießen, das Sie vorher mit heißem Wasser (ohne Spülmittel) ausgespült haben. Etwa 100 Milliliter fertig vergorenes Kombuchagetränk zusetzen und auf die Flüssigkeit die gallertartige Pilzkultur legen. Das Gefäß mit einem dünnen Stofftuch oder einer Lage eines Papiertaschentuchs bedecken und mit einem Gummiband fixieren, so daß ausreichend Sauerstoff an die Flüssigkeit gelangen kann. Bei frischer Luft, aber nicht grellem Licht und einer Temperatur von etwa 23 Grad C gären lassen. Nach etwa 7 bis 12 Tagen den Pilz herausnehmen und in einem kleinen Gefäß zugedeckt zwischenlagern. Die Flüssigkeit bis auf 100 Milliliter für den nächsten Ansatz abfiltern und in Flaschen abgefüllt im Kühlschrank aufbewahren. Den Pilz unter fließendem kaltem bis lauwarmem Wasser abwaschen und in die Flüssigkeit im Gärgefäß legen.

Bei ausreichend Wärme vermehrt sich der Pilz schon nach etwa 10 Tagen. Oder Sie vermehren ihn durch Teilung: Einfach in ein zweites Gefäß zu gleichen Teilen fertigvergorenes Getränk und Tee geben, darauf ein kleines Stück vom Kombuchapilz. Nach 3 bis 4 Wochen hat sich ein 1/2 bis 1 Zentimeter dicker Pilz gebildet.

So wirken Kefir und Kombucha

Kefir

Noch sind nicht alle Wirkmechanismen des Kefirs vollkommen erklärt. Zum einen enthält er die Wirkstoffe der verwendeten Milch, Bakterien und Hefepilze steigern den Gehalt an B-Vitaminen und verbessern die Darmflora. Außerdem entstehen Kohlensäure und Alkohol, allerdings in so geringen Mengen, wie sie auch in alkoholfreiem

Bier vorhanden sind. Milchsäurebakterien unterdrücken Fäulnisprozesse im Darm – möglicherweise ein Grund für gute Gesundheit und hohe Lebenserwartung, wenn täglich eine Menge von mindestens 250 Gramm getrunken wird.

Kombucha

Zucker (Glukose, Fruktose), Milch-, Glucuron- und verschiedene andere Säuren, Vitamine und Enzyme, antibiotisch wirkende Substanzen, außerdem Kohlensäure und geringe Mengen Alkohol sind in Kombucha zu finden. Der regelmäßige Genuß entgiftet den Organismus, fördert den Stoffwechsel, stärkt die körpereigene Abwehr und reguliert die Darmflora. Das Getränk wirkt schwach desinfizierend und abführend und soll außerdem bei der Heilung vieler verschiedener Beschwerden wie Abgeschlagenheit und Nervosität, aber auch ernster Erkrankungen wie Gicht, Rheuma, Arteriosklerose, Magen-Darm-Beschwerden, Bluthochdruck und Abwehrschwäche helfen.

Kohlensäure- und Alkoholgehalt entsprechen dem des Kefirs

Unerwünschte Nebenwirkungen

Kefir

Die Wirkung verschiedener Medikamente kann durch Kefir abgeschwächt werden, deshalb nicht gleichzeitig einnehmen, sondern 2 Stunden Abstand einhalten. Wer blutverdünnende Medikamente einnehmen muß, sollte täglich nur 1 Glas Kefir trinken, weil die Wirkung der Medikamente aufgehoben werden könnte.

Kombucha

Das Teegetränk hat keine Nebenwirkungen. Für Immungeschwächte könnte eine Verunreinigung des »Teepilzes« mit Fremdkeimen eine Gefahr sein, in diesem Fall also besonders hygienisch vorgehen! Verwenden Sie ein Ansatzgefäß, das Sauerstoff zuläßt, aber vor Staub und Insekten geschützt ist. Verwenden Sie keine überalterte Kultur (sehr dicke Pilzschicht, Dunkelfärbung).

Bei Immunschwäche besonders sauber ansetzen

So verwenden Sie Kefir und Kombucha

● **Kefir-Fertigprodukt**

Sie können das fertige, industriell hergestellte Getränk in Supermärkten, Reformhäusern und Naturkostläden kaufen. Es enthält allerdings wenig Hefepilze und schmeckt eher wie Dickmilch, um dem europäischen Geschmack gerecht zu werden. Besser ist es, das Getränk selbst zu »brauen«, dann wird es ganz nach Ihrem persönlichen Geschmack.

● **Kefirknolle**

Entweder Sie kennen jemanden, der eine Kefirknolle hat und Ihnen ein Stück davon gibt, oder Sie lassen sich eine kleine Knolle schicken (Adresse Seite 184).

● **Gefriergetrocknetes Ferment**

Die Zubereitung lohnt sich, wenn es zu mühsam ist, die Kefirknolle am Leben zu halten. Sie schmeckt ähnlich wie mit Frischkultur. 1 Beutel kostet etwa 5 Mark und reicht für 10 bis 15 Aufgüsse.

Kefir zum Müsli

Verwenden Sie Kefir statt Milch für Ihr morgendliches Müsli – er ist die ideale Ergänzung zu Vollkornprodukten und Obst.

Kombucha

Wenn Sie den Pilz gut behandeln, kann er Sie ein Leben lang begleiten

Kombucha wird ebenfalls industriell hergestellt, ist aber relativ teuer. Züchten Sie also lieber Ihren eigenen Pilz. Kombuchapilz erhalten Sie entweder von jemandem, den Sie kennen, oder Sie bestellen ein Stück (Adressen Seite 184).

Dabei helfen Kefir und Kombucha

Kefir und Kombucha sollten Sie nicht nur bei Beschwerden trinken, denn Ihr Körper profitiert auch im gesunden Zustand von der stärkenden Wirkung der Gärgetränke.

Die wichtigsten Anwendungen auf einen Blick

Beschwerden:	Möglichkeiten der Anwendung:
Abwehrschwäche	Regelmäßig Kombucha oder Kefir trinken
Arteriosklerose	Kur mit Kombucha oder Kefir
Frühjahrsmüdigkeit	Kur mit Kombucha oder Kefir
Gicht	Regelmäßig Kombucha oder Kefir trinken
Infektionen	Regelmäßig Kombucha oder Kefir trinken
Magen-Darm-Beschwerden	Kur mit Kombucha oder Kefir
Rheumatische Erkrankungen	Regelmäßig Kombucha oder Kefir trinken

Tip Wenn Sie Kombucha zum ersten Mal ansetzen, verwenden Sie Zucker statt Honig, der den Pilz schädigen kann.

Magen-Darm-Beschwerden

Kefir und Kombucha räumen auf im Darm: Ihre Milchsäurebakterien verdrängen schädliche Mikroorganismen, machen sich breit und sorgen für ein gesundes Klima.

Die Kohlensäure, die Milchsäure und die leicht bittere Geschmacksnote wirken appetitanregend und fördern die Verdauung. Kefir und Kombucha verhindern und lindern außerdem Entzündungen der Magen-Darm-Schleimhaut.

Kefir ist ein ideales Nahrungsmittel für Menschen, die Milch nicht vertragen

Entgiftung, chronische Erkrankungen

Kefir und Kombucha unterstützen den Organismus bei der Ausleitung von Abbauprodukten des Stoffwechsels und von Giftstoffen. Dadurch eignen sich beide Getränke zur Behandlung von Frühjahrsmüdigkeit, Gicht und rheumatischen Erkrankungen. Sogar gegen Arteriosklerose und Bluthochdruck sollen sie – regelmäßig eingenommen – wirksam sein. Kombucha lindert außerdem Schmerzen und Entzündungen.

▶ Trinken Sie täglich 1 bis 2 Gläser Kefir oder Kombucha.

Rezept

Infektionen

Beide Getränke stärken das Immunsystem, Kombucha hemmt sogar direkt das Wachstum von Bakterien. Sollte doch einmal die Einnahme von Antibiotika nötig sein, dann verringern sie Nebenwirkungen wie eine gestörte Darmflora.

▶ Trinken Sie während einer Antibiotikatherapie morgens 2 Stunden nach und abends 2 Stunden vor der Einnahme des Medikamentes jeweils 1 Glas Kefir und nach Beendigung der Behandlung 3 bis 4 Wochen lang täglich 3 Gläser Kefir.

Rezept

Krebs

Ähnlich wie Sauerkraut können auch Kefir und Kombucha vermutlich der Entstehung von Brust- und Dickdarmkrebs vorbeugen.

▶ Nehmen Sie täglich 2 bis 3 Gläser (etwa 500 Gramm) Kefir oder Kombucha zu sich.

Rezept

Knoblauch

Gegen Krankheit und Dämonen

Der Knoblauch zählt zu den ältesten Heilpflanzen überhaupt. Die ersten Aufzeichnungen über Knoblauch als Heil- und Gewürzpflanze stammen von den Sumerern und sind fast 5000 Jahre alt. Griechen, Römer und Germanen verwendeten Knoblauch als Würz- und Heilmittel. In Europa ist er seit dem Mittelalter weithin bekannt: Die Benediktinermönche bauten ihn in den Klostergärten an, um die Menschen vor infektiösen Seuchen zu schützen. Diebesbanden, die während der Pest-Epidemie in Marseille Kranke und Tote beraubten, behaupteten, sie hätten sich durch in Wein und Essig eingelegten Knoblauch vor der Krankheit geschützt.

Noch eine wichtige Aufgabe hat der Knoblauch: Schon seit Jahrhunderten hängen ihn die Menschen in Türen und Fenster, um Dämonen, Hexen und Vampire zu vertreiben.

Die Brutzwiebeln bilden sich an den bis zu einem Meter hohen Stengeln der Knoblauchpflanze

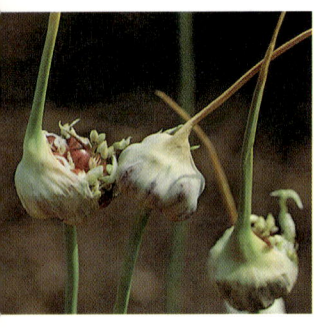

So erkennen Sie Knoblauch

Knoblauch *(Allium sativum)* stammt ursprünglich aus dem Orient, wird aber auch in Europa, Amerika und Afrika angebaut. Auf sonnigem, lockerem und humusreichem Boden wächst aus der Hauptzwiebel, die von mehreren Zehen umgeben ist, der bis zu einem Meter hohe Stengel mit rötlich-weißen Blüten und schlanken, lauchartigen Blättern. Die Knoblauchpflanze blüht zwischen Juni und August. Neben den Blüten bilden sich bis zu 1 Zentimeter große »Brutzwiebeln«.

Knoblauch anbauen und ernten

Wenn Sie die Blätter nicht von den Knollen entfernen, können Sie daraus »Knoblauchzöpfe« flechten, die sich besser zum Trocknen aufhängen lassen

Die Knoblauchpflanze wächst am besten auf schwerem, gut gedüngtem Boden. Sie sollte nur mäßig gegossen werden. Sie können Knoblauch entweder mit Hilfe der Zehen oder über die Brutzwiebeln, die neben den Blüten wachsen, vermehren. Zehen oder Brutzwiebeln werden im März/April oder September/Oktober in Reihen mit etwa 20 Zentimeter Abstand wiederum 15 Zentimeter voneinander entfernt in den Boden gesetzt. Wenn Sie die Brutzwiebeln verwenden, müssen Sie allerdings zwei Jahre bis zur Ernte warten. Die Pflanzen können auch in einzelnen Tontöpfen auf dem Balkon großgezogen werden. Wenn die Blätter im Herbst dürr werden, werden die Knollen geerntet. Der in großen Kulturen angebaute Knoblauch wird nach der Ernte meistens sofort zu Knoblauchpulver verarbeitet.

Was Knoblauch so wirksam macht

Die wichtigste im Knoblauch enthaltene Substanz ist das Allicin. Je nach Anbaugebiet enthält er unterschiedlich große Mengen davon: Knoblauch aus China liegt deutlich an der Spitze. Das Allicin entsteht erst, wenn die Zellen der frischen Knoblauchzwiebel zerstört werden. Außerdem wurden im Knoblauch verschiedene andere Wirkstoffe wie Enzyme, Aminosäuren und hormonartige Stoffe nachgewiesen, die ähnlich wirken wie männliche und weibliche Sexualhormone.

Knoblauch erweitert die Blutgefäße, verbessert die Fließeigenschaft des Blutes und damit die Durchblutung und senkt den Blutdruck. Er wirkt antioxidativ und ausgleichend auf den Blutfettspiegel und schützt die Gefäße vor einer Ablagerung des Cholesterins. Das alles verringert die Gefahr einer Arterienverkalkung. Deshalb ist Knoblauch bei leicht erhöhten Blutfettwerten eine preisgünstige und nebenwirkungsfreie Alternative zu synthetischen Arzneien.

Eine gute Alternative zu synthetischen Mitteln gegen Arterienverkalkung

Knoblauch ist auch wegen seiner bakterientötenden Wirkung stark gefragt, er wirkt zwar nicht so intensiv wie ein Antibiotikum, dafür aber dauerhaft und hat keine unerwünschten Nebenwirkungen. Einige Bakterienstämme, die gegen Antibiotika widerstandsfähig geworden sind, können erfolgreich mit Knoblauch bekämpft werden. Durch die Abtötung von krankmachenden Keimen – Bakterien und Pilzen – verringert Knoblauch zum Beispiel Gärungsprozesse im Darm. Er wirkt darüber hinaus galletreibend und entspannend bei krampfartigen Schmerzen.

Außerdem soll Knoblauch das Wachstum von Tumoren hemmen, den Blutzucker senken und die Wirkung von Giften abschwächen.

Unerwünschte Nebenwirkungen

Nur sehr selten treten durch Knoblauch Störungen im Magen-Darm-Trakt, allergische oder Kreislauf-Reaktionen auf. Manche Menschen vertragen größere Mengen rohen Knoblauchs nicht: in diesem Fall nicht auf nüchternen Magen essen. Wer blutdrucksenkende Medikamente verwendet, sollte die Einnahme größerer Mengen Knoblauch mit dem Arzt absprechen.

So verwenden Sie Knoblauch

Knoblauch muß über längere Zeit eingenommen werden, um seine Wirkung zu entfalten. Täglich sollten mindestens 2,7 Gramm Frischknoblauch gegessen werden, das entspricht 3 kleinen Knoblauchzehen oder 900 Milligramm Knoblauchpulver oder 9 Dragees.

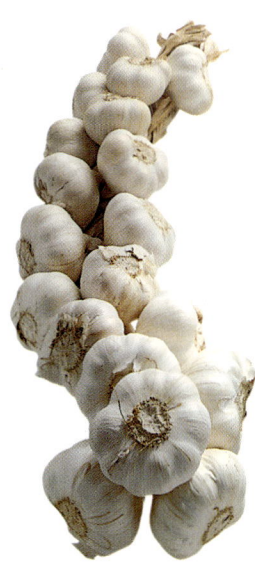

Frischer Knoblauch

Frisch kann Knoblauch als Gewürz den täglichen Mahlzeiten beigegeben werden.

Dragees

Unangenehme »Ausdünstungen« sind bei der Einnahme von Dragees nicht so stark

Diese Zubereitungsform ist für Menschen geeignet, die nicht soviel rohen Knoblauch essen möchten oder sichergehen wollen, daß sie täglich die ausreichende Menge zu sich nehmen. Dragees enthalten Knoblauchpulver, das durch schonendes Trocknen des frischen Knoblauchs entsteht. Zu rohem Knoblauch besteht kein Unterschied in der Wirksamkeit.

Knoblauchsaft

Saft kann fertig gekauft oder selbst hergestellt werden.

Rezept

▶ *Was Sie brauchen:*
5 Knoblauchzehen, 5 Teelöffel Honig, Wasser
▶ *So wird's gemacht:*
Knoblauchzehen zerdrücken oder fein hacken und mit 5 Teelöffeln Honig vermischen. 1/4 Liter lauwarmes Wasser dazugeben, 10 Minuten ziehen lassen und durch ein Tuch seihen. Der Saft sollte täglich frisch zubereitet werden.

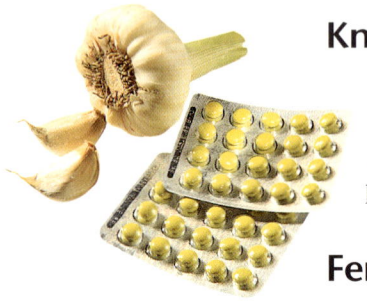

Knoblauchkapseln

In den in der Apotheke oder im Reformhaus erhältlichen Kapseln ist ein öliger Auszug enthalten. Der Wirkstoffgehalt entspricht jedoch nicht dem von frischem Knoblauch oder schonend hergestelltem Trockenpulver.

Fermentierte Knoblauchprodukte

Solche Zubereitungen werden durch chemische Prozesse sozusagen »vorverdaut« und sind absolut geruchsfrei – allerdings wohl auch ohne Heilwirkung.

Homöopathische Zubereitungen

Homöopathen verwenden Knoblauch hauptsächlich bei chronischer Bronchitis, Verdauungsstörungen, Rheuma, Muskel- und Gliederschmerzen oder als »Knoblauchkur« gegen Alterserscheinungen.

Dabei hilft Knoblauch

Am häufigsten wird Knoblauch wegen seines Einflusses auf die Durchblutung und wegen seiner hemmenden Wirkung auf Bakterien und Pilze eingenommen.

Die wichtigsten Anwendungen auf einen Blick

Beschwerden:	Möglichkeiten der Anwendung:
Bronchitis, Husten	Knoblauchsaft einnehmen
Durchblutungsstörungen	Knoblauch frisch oder als Fertigpräparat einnehmen
Durchfall	Eine hohe Dosis Knoblauch einnehmen
Erhöhter Blutdruck, erhöhter Cholesterinspiegel	Knoblauch frisch oder als Fertigpräparat einnehmen
Gestörte Darmflora	Kur mit frischem Knoblauch oder Fertigpräparat
Kopfschmerzen	Knoblauch frisch oder als Fertigpräparat einnehmen
Pilzbefall von Haut und Schleimhaut	Mit Knoblauchsaft betupfen, Kompressen
Verbesserung des Allgemeinbefindens	Knoblauch frisch oder als Fertigpräparat einnehmen
Verdauungsbeschwerden	Knoblauch frisch oder als Fertigpräparat einnehmen

Allgemeinbefinden

Die allgemeine Stimmung, die Aktivität und die Konzentration verbessern sich durch Knoblauch, Ängstlichkeit, Empfindlichkeit und Nervosität nehmen ab.

▶ Nehmen Sie täglich eine ausreichende Menge Frischknoblauch oder Fertigpräparate zu sich.

Rezept

Herz-Kreislauf-System

Über Jahre eingenommen kann Knoblauch die Veränderung in den Blutgefäßen, die zu Herzinfarkt, Nierenfunktionsstörungen, Verschlußkrankheit der Beinarterien und Durchblutungsstörungen des Gehirns führen, verhindern oder zumindest verringern. Aber auch wer unter Kopfschmerzen, kalten Händen und Füßen leidet, profitiert von einem erhöhten Knoblauchkonsum. Denn Knoblauch verbessert die Durchblutung aller Organe, des Gewebes und der Haut.

Rezept

✚ **Zum Arzt**

▶ Nehmen Sie täglich eine ausreichende Menge Knoblauch (2,7 Gramm) zu sich. Damit können Sie der Arterienverkalkung vorbeugen. Ist Ihr Cholesterinspiegel zu hoch, meiden Sie außerdem Zucker und verwenden Sie Oliven- oder Rapsöl. Bei Bluthochdruck sollten Sie die Knoblaucheinnahme mit dem Arzt absprechen.

Verdauungsbeschwerden

Knoblauch fördert durch seine Inhaltsstoffe die Verdauung und hemmt Gärungsprozesse im Darm, die Blähungen oder auch Durchfall und krampfartige Schmerzen verursachen. Auch Völlegefühl, Aufstoßen und Übelkeit gehen zurück.

Rezepte

▶ *Allgemeine Verdauungsbeschwerden:*
Nehmen Sie täglich 2,7 Gramm Knoblauch zu sich.
▶ *Durchfall:*
Nehmen Sie im akuten Fall täglich 10 rohe Knoblauchzehen oder entsprechende Fertigpräparate zu sich. Die hohe Dosis ist hier für die Wirksamkeit unbedingt notwendig.
▶ *Gestörte Darmflora:*
Führen Sie – zum Beispiel nach Antibiotikabehandlungen – über 3 bis 4 Wochen eine Kur mit Knoblauch durch.

Atemwege

In der Volksmedizin werden auch Erkrankungen der Atemwege mit Knoblauch behandelt. Dazu gehören Bronchitis, Husten und auch Keuchhusten, der aber in jedem Fall vom Arzt behandelt werden muß.

✚ **Zum Arzt**

Rezept

▶ Nehmen Sie über den Tag verteilt löffelweise Knoblauchsaft aus 5 Zehen ein.

Infektionen der Haut

Wenn sich kleine Wunden infizieren oder die Haut von Pilzen befallen wird, probieren Sie doch einmal die bakterizide beziehungsweise antimykotische Wirkung von Knoblauch aus. Er hilft gegen sehr viele Erreger oft genauso gut wie synthetische Präparate.

Rezepte

▶ *Bakterieninfektion:*
Betupfen Sie die befallenen Stellen täglich mehrmals mit Knoblauchöl aus geöffneten Kapseln, oder legen Sie mit Knoblauchöl getränkte Kompressen (Seite 162) auf.
▶ *Pilzbefall:*
Betupfen Sie die befallenen Stellen täglich mehrmals mit Knoblauchsaft, oder legen Sie mit Knoblauchsaft getränkte Kompressen auf.

Pflanzliche Öle

Vorbeugen und heilen mit Öl

Die Geschichte der pflanzlichen Öle und ganz besonders des Oliven-
öls ist lang. Die ältesten erhaltenen Olivenölpressen sind über 7000
Jahre alt, die Ölgewinnung dürfte noch um einige Jahrtausende älter
sein. In der Antike war das Olivenöl rund um das Mittelmeer sehr be-
gehrt. Die Besitzer von Olivenhainen waren sehr angesehen und wohl
betucht. Speise-, Duft- und Heilöle wurden bis nach Ägypten expor-
tiert. Es war Brauch, den Körper mit Öl zu massieren. Als der Philo-
soph Demokrit (550 v. Chr.) nach dem Geheimnis seines langen Lebens gefragt wurde, antwortete er: »Innerlich Honig, äußerlich Öl.«
Öl war viele Jahrhunderte lang die wichtigste Quelle für Fett. Aber
auch zu kultischen Zwecken wurde es verwendet. In Is-
rael wurden Priester und Könige mit aromatisiertem Öl
gesalbt. Als Medizin spielen pflanzliche Öle seit langer
Zeit in der ayurvedischen Heilkunde eine Rolle, die
russische Volksmedizin verwendet Sonnenblumenöl bei
der »Ölziehkur« zur Entgiftung des Körpers. In der
modernen westlichen Medizin ist inzwischen anerkannt, daß bestimmte pflanzliche Öle das Risiko, einen
Herzinfarkt zu erleiden, verringern.

Pflanzliche Öle werden auch als Grundlage für Farben
und Lacke, als Schmierstoffe für Maschinen, als Brenn-
material und als Kraftstoff verwendet.

So werden pflanzliche Öle hergestellt

Die meisten ölhaltigen Pflanzen werden mechanisch
kaltgepreßt. Mit diesem aufwendigen, aber schonen-
den Verfahren erhält man ein sehr hochwertiges Öl.

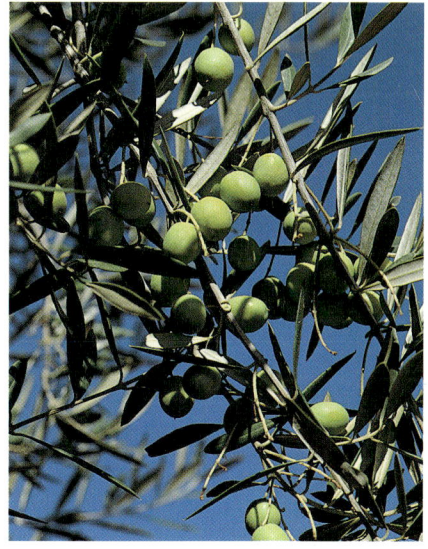

Oliven am Baum

Dabei werden alle wertvollen Inhaltsstoffe der Ausgangspflanze weit-
gehend erhalten. Aus 5 Kilogramm Oliven wird so 1 Liter naturreines
Olivenöl gewonnen. Dieses Öl trägt die Bezeichnung »extra vergine«
oder »vergine« oder in deutscher Übersetzung »extra nativ« oder
»nativ«. Achten Sie beim Einkauf auf die Herstellungsart.

Raffinierte Öle sind zwar haltbarer als naturbelassene. Wertvolle Inhaltsstoffe wie Vitamine, Flavonoide, Lezithin, Aroma- und Ge-
schmacksstoffe werden aber bei diesem Verfahren zerstört, denn das
Öl wird stark erhitzt und mit Hilfe von chemischen Lösungsmitteln
gewonnen.

Pflanzliche Öle

Ölsorte	Eigenschaften	Heilende Wirkstoffe	Heilwirkung
Distelöl	goldgelbe Farbe, leicht nussiger Geschmack, sollte nicht erhitzt werden	besonders hoher Anteil an mehrfach ungesättigten Fettsäuren, sehr viel Vitamin E	reguliert die Blutfette und beugt Arteriosklerose und Zellschäden vor, gut geeignet zur Pflege der Haut
Kürbiskernöl	dunkelbraun-grünliche Farbe	besonders viel Vitamin E und Phytosterine	wirkt der gutartigen Vergrößerung der Prostata entgegen, stärkt die Blasenfunktion, hemmt Entzündungen, kräftigt Muskeln und Bindegewebe
Leinöl	dunkelgelbe Farbe, etwas eigentümlicher, leicht bitterer Geschmack Tip: Schmeckt gut in Quark zu Kartoffeln	besonders hoher Anteil an ungesättigten Fettsäuren	lindert Magen-Darm-Beschwerden, da es die Schleimhaut schützt und leicht abführt, stärkt die Nerven, hilft bei Erkrankungen der Atemwege und bei Gallenkoliken, fördert das Abheilen von Wunden und Ekzemen
Maiskeimöl	goldgelbe Farbe, intensiver, etwas eigentümlicher Geschmack, sollte nicht erhitzt werden	sehr hoher Gehalt an ungesättigten Fettsäuren, Vitamin A, B, E, Mineralstoffen und Lezithin	beugt Zellschäden vor, gut zur Pflege von Haut und Haaren geeignet
Mandelöl	ein besonders edles Öl, hell- bis goldgelbe Farbe, riecht angenehm, schmeckt süßlich, besonders gut für Süßspeisen geeignet	hoher Gehalt an den Vitaminen A, B und E und an Mineralstoffen	regt den Appetit an, hemmt Entzündungen, schleimlösend bei Husten, zur Pflege für die trockene und empfindliche Haut, für die Babypflege, als Abführmittel für Kinder, guter Basisträger für ätherische Öle
Olivenöl	gelblich bis dunkelgrüne Farbe, intensiver Geschmack, leicht verdaulich, hitzestabil, zum Braten besser raffiniertes Olivenöl verwenden	hoher Anteil an einfach ungesättigten Fettsäuren, große Mengen essentieller Fettsäuren und Vitamin E	hilft bei Beschwerden von Leber und Galle, reguliert die Blutfette, beugt einer Übersäuerung des Magens vor, wirkt als Zellschutz, gut zur Hautpflege geeignet
Rapsöl	sehr milder, fast neutraler Geschmack, wegen des ähnlichen Wirkstoffprofils sehr gute Alternative zu Olivenöl, hitzestabil	hoher Anteil an einfach ungesättigten Fettsäuren, viel Vitamin E	hilft bei Beschwerden von Leber und Galle, reguliert die Blutfette, beugt einer Übersäuerung des Magens vor, wirkt als Zellschutz, gut zur Hautpflege geeignet
Sesamöl	milder, nussiger Geschmack, kräftig gelb bis dunkel	hoher Anteil an ein- und mehrfach ungesättigten Fettsäuren, Spurenelementen, speziellen Antioxidantien und Lezithin	besonders geeignet bei Bluthochdruck, Diabetes, Herzinfarkt und Schlaganfall, gut als Massageöl, wirkt angeblich sogar aphrodisierend

Pflanzliche Öle

Ölsorte	Eigenschaften	Heilende Wirkstoffe	Heilwirkung
Sojaöl	orangegelbe Farbe, geöffnete Flasche nach 2 bis 3 Monaten verbrauchen	besonders viel Vitamin A, E und Lezithin und große Mengen mehrfach ungesättigter Fettsäuren	beugt Zellschäden vor, reguliert die Blutfette, stärkt die Nerven
Sonnen-blumenöl	hellgelbe Farbe, nussiger Geschmack	sehr viel Vitamin A, E und Lezithin, hohe Mengen mehrfach ungesättigter Fettsäuren und andere Begleitstoffe	beugt Zellschäden vor, stärkt die Nerven, hilft bei Störungen von Gallenblase und Leber, wirkt schleimlösend, leicht abführend, gut als Massageöl geeignet, traditionelles Öl für die Ölziehkur
Trauben-kernöl	hellgelbe bis grünliche Farbe, süßlicher Geschmack	sehr hoher Anteil an mehrfach ungesättigten Fettsäuren und besonders große Mengen spezieller Flavonoide, die vielfach stärker wirken als Vitamin E	beugt Arteriosklerose, vorzeitigen Alterserscheinungen und vor allem Zellschäden vor, stärkt Immunsystem und Bindegewebe, verbessert die Fließeigenschaft des Blutes, gut als Massageöl geeignet
Walnußöl	hellgelbe Farbe nussiger Geschmack oxidiert leicht an der Luft, eignet sich besonders für Süßspeisen	sehr hoher Anteil an mehrfach ungesättigten Fettsäuren, reich an Mineralstoffen und verschiedenen Vitaminen	beugt Arteriosklerose vor, stärkt die Nerven
Weizen-keimöl	angenehmer, getreideartiger Geschmack	außerordentlich hoher Vitamin-E-Gehalt, besonders hoher Anteil an mehrfach ungesättigten Fettsäuren	beugt vor allem Zellschäden und Alterserscheinungen vor, fördert die Zellerneuerung, macht die Haut weich, zur Behandlung von Narben geeignet, Hebammen empfehlen das Öl zur vorbereitenden Behandlung des Damms einige Wochen vor der Entbindung

Was pflanzliche Öle so wertvoll macht

Fett ist ein wichtiger Bestandteil unserer Ernährung, ohne Fett können wir nicht leben. Es ist ein wichtiger Energielieferant, der Organismus benötigt es zum Aufbau von Zellen und als Schutz für die Nervenzellen. Ohne Fettsäuren kann Sauerstoff nicht in die Zellen aufgenommen werden und der Aufbau von Eiweißen, Enzymen und Hormonen wird gestört. Zwischen tierischen und pflanzlichen Fetten besteht allerdings ein wesentlicher Unterschied: Pflanzliche Öle enthalten genauso wie tierische Fette gesättigte Fettsäuren, zusätzlich versorgen sie den Organismus jedoch mit mehr ein- und mehrfach ungesättigten Fettsäuren.

Der Körper braucht gesättigte und ungesättigte Fettsäuren

Abnehmen mit Pflanzenölen

Ohne ungesättigte Fettsäuren können Fettdepots im Körper nicht abgebaut werden. Wer abnehmen möchte, sollte also nicht krampfhaft versuchen, jede Art von Fett zu meiden, sondern gezielt hochwertige pflanzliche Öle zu sich nehmen.

In Pflanzenöle eingelegte Kräuter verleihen dem Öl eine spezielle Geschmacksnote

Pflanzliche Öle enthalten außerdem im Gegensatz zu tierischen Fetten kein Cholesterin, aber eine ganze Menge anderer gesundheitsfördernder Begleitstoffe wie fettlösliche Vitamine (besonders E und A), Mineralstoffe, Spurenelemente und Lezithin. Sie sind in der Lage, die »gesunden« Blutfette (HDL, High Density Lipoprotein) zu erhöhen und die schädlichen (LDL, Low Density Lipoprotein) zu senken. Damit tragen Pflanzenöle dazu bei, Arteriosklerose und Herz-Kreislauf-Erkrankungen zu verhindern, sie stärken das Immunsystem, beeinflussen den Stoffwechsel positiv und beugen hormonell bedingten depressiven Verstimmungen während der Wechseljahre oder in den Tagen vor der Periode vor.

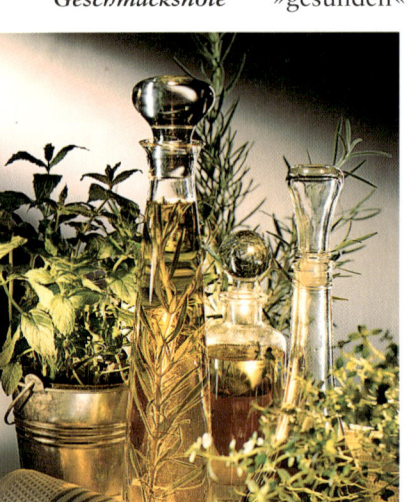

So verwenden Sie die Öle

Wichtig: Die meisten kaltgepreßten, reinen Pflanzenöle sollten nach dem Öffnen der Flasche rasch verbraucht werden, da sie – je nach Sorte – schnell ranzig werden. Ranziges Fett darf nicht mehr verwendet werden, weil sich Substanzen gebildet haben, die der Gesundheit schaden.

Naturbelassene Pflanzenöle keinesfalls zu stark erhitzen!

Naturbelassene Öle dürfen auf keinen Fall zu stark erhitzt werden, weil dabei ursprünglich sehr gesunde in krebserregende Stoffe umgewandelt werden können. Verwenden Sie deshalb zum Braten besser raffinierte Öle, die viele Begleitstoffe gar nicht mehr enthalten. Zu gebratenen, gegrillten oder fritierten Speisen sollten Sie kurz gedünstetes Gemüse und frische Salate mit kaltgepreßten pflanzlichen Ölen essen – die darin enthaltenen Antioxidantien reduzieren die Gefahr von Gesundheitsschäden.

Im Essen

Verwenden Sie so häufig wie möglich hochwertige Pflanzenöle, um Rohkost, Salate, Suppen oder auch Desserts zu verfeinern. Zum Kochen, Braten oder Backen kann raffiniertes Olivenöl verwendet werden, weil es relativ hitzestabil ist.

Pflanzenöl pur oder im Gemüsesaft

Sie können – auch wenn es etwas Überwindung kostet – über einen längeren Zeitraum täglich 2 Eßlöffel Pflanzenöl einnehmen, damit Sie Ihren Körper ausreichend mit mehrfach ungesättigten Fettsäuren versorgen. Wenn Sie das Öl nicht gerne löffelweise schlucken möchten, können Sie es auch in ein Glas Gemüsesaft geben. Die im Gemüsesaft enthaltenen fettlöslichen Vitamine können zusammen mit dem Öl außerdem vom Körper besser aufgenommen werden.

Ölziehkur

Die Ölziehkur hilft besonders gut bei Erkrankungen im Kopfbereich und in den Atemwegen, aber auch bei allen anderen Störungen, die mit einer Belastung durch Gifte zusammenhängen, wie erhöhte Infektanfälligkeit, verschiedene Hautkrankheiten, Gelenkerkrankungen, bei psychischen Verstimmungen und Schlafstörungen.

Die Kur sollte über mindestens 4 Wochen durchgeführt werden. Manchmal ist schon nach 1 Woche ein Erfolg zu spüren, bei chronischen Erkrankungen sollten Sie die Anwendung aber dauerhaft und auch mehrmals täglich durchführen.

Die Kur mindestens 4 Wochen lang durchführen

▶ *Was Sie brauchen:*
Kaltgepreßtes Sonnenblumenöl aus biologischem Anbau, Eierkarton oder Küchenpapier zur Entsorgung des alten Öls

▶ *So wird's gemacht:*
▶ Am besten morgens etwa 1 Eßlöffel kaltgepreßtes Sonnenblumenöl aus biologischem Anbau (eventuell auch ein anderes hochwertiges Pflanzenöl) im Mund bewegen und durch die Zähne ziehen. Mindestens 10 Minuten, idealerweise 20 Minuten durchhalten. Das nun sehr dünnflüssige Öl nicht herunterschlucken, sondern unbedingt ausspucken, möglichst in einen alten Eierkarton oder auf Küchenpapier, besser nicht ins Waschbecken, weil Fett in den Kläranlagen Probleme bereitet! Das Öl enthält nach dem Ziehen eine Unmenge an Giftstoffen und Bakterien, die unter dem Mikroskop gut zu erkennen sind. Nach dem Ausspucken den Mund mit warmem Wasser spülen und die Zähne putzen.

Das verbrauchte Öl keinesfalls ins Waschbecken spucken

Rezept

Massageöl

▶ *Was Sie brauchen:*
Olivenöl, Distelöl, Mandelöl (oder ein anderes Nußöl), ätherisches Öl, zum Beispiel Orange, Zitrone oder Lavendel

▶ *So wird's gemacht:*
Jeweils 1 Teil Olivenöl, Distelöl und Mandelöl zusammen mit einigen

Rezept

Tropfen des ätherischen Öls gut verrühren. Das Öl leicht angewärmt dick auf die Haut auftragen und einmassieren. Die Reste mit einem Papiertuch abtupfen.

In einer dunklen, gut verschließbaren Flasche ist das Öl ein paar Monate haltbar.

Badezusatz

Rezept

▶ *Was Sie brauchen:*
1 Liter Vollmilch, 3 Eßlöffel Olivenöl, Ihr Lieblingsaromaöl
▶ *So wird's gemacht:*
Vollmilch, Olivenöl und ein paar Tropfen des Aromaöls in das laufende Badewasser geben. Anstelle der Milch können Sie auch Buttermilch verwenden, sie macht die Haut besonders zart.

Dabei helfen pflanzliche Öle

Pflanzliche Öle werden vor allem zur Vorbeugung vor Zivilisationskrankheiten eingesetzt, indem sie den Cholesterinspiegel positiv beeinflussen. Aber auch die Verdauungsorgane und die Prostata profitieren von einer Behandlung. Ein Austrocknen der Haut und damit eine stärkere Empfindlichkeit gegenüber Infektionen kann mit pflanzlichen Ölen vermieden werden.

Die wichtigsten Anwendungen auf einen Blick

Beschwerden:	Möglichkeiten der Anwendung:
Erhöhter Cholesterinspiegel	Hochwertige Pflanzenöle zum Kochen verwenden oder einnehmen
Gallenbeschwerden	Olivenöl oder andere hochwertige Öle einnehmen
Leberbeschwerden	Hochwertige Pflanzenöle zum Kochen verwenden oder einnehmen
Magenbeschwerden	Olivenöl oder andere hochwertige Öle einnehmen
Prostatavergrößerung	Regelmäßig Kürbiskernöl verwenden
Reizblase	Regelmäßig Kürbiskernöl verwenden
Strapazierte Haare	Mandel-, Weizenkeim- oder Maiskeimöl einmassieren
Trockene, empfindliche Haut	Massageöl und Bademischung mit Pflanzenölen verwenden
Verstopfung bei Kindern	Hochwertige Pflanzenöle einnehmen

Zivilisationskrankheiten

Wer regelmäßig Pflanzenöle verwendet, kann vielen Krankheiten vorbeugen. Die ungesättigten Fettsäuren und die vielen anderen wertvollen Inhaltsstoffe verringern die Gefahr, an Arteriosklerose, Bluthochdruck, Verdauungsbeschwerden, Störungen der Leber und Gallenblase oder an Diabetes zu erkranken. Die stark ausgeprägten antioxidativen Eigenschaften der Pflanzenöle können vorzeitige Alterserscheinungen und möglicherweise sogar die Entstehung von Krebs verhindern.

▶ Nehmen Sie regelmäßig ausreichende Mengen an hochwertigen Pflanzenölen zu sich. Machen Sie zum Beispiel im Frühjahr und Herbst eine vier- bis sechswöchige Ölziehkur.

Rezept

Verdauungsbeschwerden

Pflanzliche Öle regen den Appetit an und fördern die Verdauung. Sie kleiden schützend die Schleimhaut des Verdauungstraktes aus, wirken entzündungshemmend und zum Teil leicht abführend. Sie fördern die Sekretion von Gallensaft und unterstützen so die Behandlung von Lebererkrankungen oder Gallensteinen.

▶ *Leber-, Gallenbeschwerden:*
Nehmen Sie bei akuten Beschwerden 2 Eßlöffel Olivenöl ein. Achten Sie bei chronischen Erkrankungen darauf, täglich 2 Eßlöffel pflanzliches Öl, vor allem Oliven-, Lein- oder Sonnenblumenöl, zu sich zu nehmen.

▶ *Magendrücken, Sodbrennen, Gastritis:*
Nehmen Sie möglichst auf nüchternen Magen 2 Eßlöffel eines Pflanzenöles ein.

▶ *Verstopfung bei Kindern:*
Geben Sie Ihrem Kind bis zu 4 Teelöffel Mandelöl.

Rezepte

Gutartige Prostatavergrößerung und Reizblase

Phytosterine, die in Kürbiskernen enthalten sind, haben einen positiven Einfluß auf Prostata und Blasenfunktion. Speziell für die gutartige Prostatavergrößerung gibt es Fertigpräparate mit Kürbiskernextrakten zu kaufen. Mit Kürbiskernöl können Sie die Therapie unterstützen. Eine Reizblase, die vor allem Frauen Beschwerden macht, beruhigt Kürbiskernöl ebenfalls.

▶ Nehmen Sie täglich 1 bis 2 Eßlöffel Kürbiskernöl ein, oder verwenden Sie es einfach regelmäßig in der entsprechenden Menge zum Verfeinern von Rohkost und Salaten.

Rezept

Haut- und Haarpflege

Bei chronischen Hauterkrankungen wie Neurodermitis, aber auch einfach zur Pflege trockener Haut eignen sich Pflanzenöle. Die wertvollen Inhaltsstoffe der Öle dringen in die Haut ein, machen sie geschmeidig, verbessern die Durchblutung und unterstützen die Haut bei der Entgiftung. Strapazierte Haare profitieren ebenfalls von den pflegenden Eigenschaften der Pflanzenöle. Regelmäßige Ölpackungen geben den Haaren Glanz und helfen, das Spalten der Haarspitzen zu vermeiden.

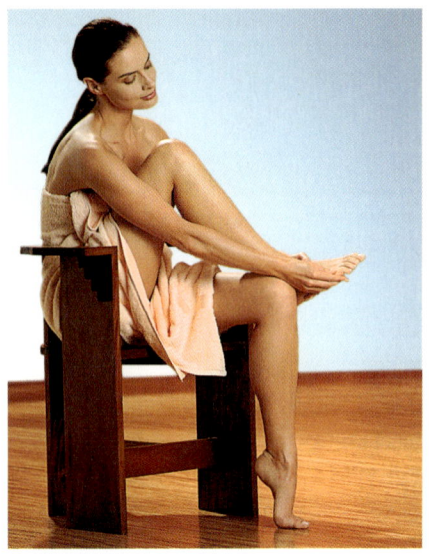

Reiben Sie Ihre Haut regelmäßig mit Massageöl ein

▶ *Trockene, empfindliche Haut:*
Reiben Sie die Haut regelmäßig mit einem Massageöl ein. Verwenden Sie nicht herkömmliche Schaumbäder und Seifen, sondern die ganz einfach zuzubereitende Bademischung (Seite 60).

▶ *Rauhe, spröde Hände und Füße:*
Geben Sie ein wenig Mandel-, Traubenkern-, Weizenkeim- oder Olivenöl oder eine Mischung aus diesen Ölen in eine Handfläche, vielleicht noch 1 Tropfen Ihres ätherischen Lieblingsöls dazu. Massieren Sie die Mischung etwa 10 Minuten lang in jeden einzelnen Finger, in Handflächen und -rücken und Handgelenke (beziehungsweise Zehen, Fußsohlen und -rücken) ein. Danach tupfen Sie das überschüssige Fett mit einem Papiertuch ab.

▶ *Strapaziertes Haar:*
Massieren Sie etwas Mandel-, Weizenkeim- oder Maiskeimöl in die Haare und vor allem in die Haarspitzen, bevor Sie ins Bett gehen. Legen Sie ein großes Handtuch auf das Kopfkissen! Waschen Sie morgens wie üblich die Haare.

T!p **Vor dem Schlafengehen**
Reiben Sie Hände und/oder Füße vor dem Schlafen mit Massageöl ein, und ziehen Sie dünne Baumwollhandschuhe beziehungsweise Strümpfe darüber. Am nächsten Morgen ist die Haut wunderbar zart und weich.

Wein

Mit Rotwein gegen Herzinfarkt

Wein hatte schon immer eine ganz besondere Bedeutung – in der Welt des Genusses, der Gesundheit und der Wunder. Noah folgte dem Hinweis seines Vaters »Der Wein wird uns trösten in unserer Mühe und Arbeit auf Erden« und baute Wein an, sobald er von der Arche gestiegen war. Jesus verwandelte Wasser in Wein.

Zu Heilzwecken wird Wein schon seit der Frühzeit verwendet, häufig versetzt mit speziellen Heilpflanzen. Die Pflanzenteile wurden so konserviert und der Geschmack der Arznei verbessert. Hippokrates empfahl Wein zur Kräftigung, als Beruhigungs- und Schlafmittel, bei Kopfschmerzen, Verdauungsstörungen, zur Wundbehandlung, zur Schmerzstillung und bei Herz-Kreislauf-Krankheiten. In den letzten Jahrzehnten konnten vor allem die positiven Wirkungen von Wein auf das Herz-Kreislauf-System bestätigt werden. Die Menschen in den Mittelmeerländern leiden deutlich seltener an Herz-Kreislauf-Erkrankungen als in Mittel- und Nordeuropa, auch weil sie regelmäßig Rotwein trinken. Die Grenze zwischen gesund und ungesund ist allerdings beim Alkohol schwer festzulegen.

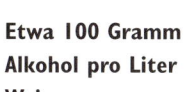

Was Wein so wirksam macht

Insgesamt wurden in Wein über 1000 verschiedene Inhaltsstoffe gefunden, die je nach Sorte, Anbaugebiet und Klima variieren. Art und Menge dieser Inhaltsstoffe sind für den Geschmack, das Aroma und die ganz eigene Farbe eines Weines verantwortlich.

In 1 Liter Wein sind etwa 100 Gramm Alkohol enthalten, außerdem Zucker, Mineralstoffe, Spurenelemente, Vitamine, Säuren, Gerbstoffe und aromatische Verbindungen. Zudem ist insbesondere der Rotwein eine an Antioxidantien, vor allem an Phenolen reiche Flüssigkeit. In Obst- und Gemüsesäften sind diese Wirkstoffe zwar auch in großen Mengen vorhanden, aber sie sind nicht sehr stabil, im Wein jedoch werden sie durch den Alkohol geschützt.

Etwa 100 Gramm Alkohol pro Liter Wein

Wein schützt vor Krankheiten

Menschen, die regelmäßig kleine Mengen Wein trinken, erkranken nicht nur seltener an der koronaren Herzkrankheit, sondern leben insgesamt auch länger als Menschen, die nie Alkohol trinken. Alkohol begünstigt den Abbau von Cholesterin, verbessert die Fließeigenschaft des Blutes und fördert die Durchblutung. Dadurch gelangt mehr Sauerstoff zu den Gehirnzellen, so daß die Verringerung der Gehirnleistung mit fortschreitendem Alter möglicherweise durch Wein gebremst werden kann. An der günstigen Wirkung von Wein scheint allerdings nicht allein der Alkohol beteiligt zu sein, denn der regelmäßige Konsum von entsprechenden Mengen in anderen alkoholischen Getränken hat keinen derartigen Einfluß auf den Kreislauf. Vermutlich sind hauptsächlich die übrigen Inhaltsstoffe des Weines für diesen Effekt verantwortlich.

Alkohol begünstigt den Abbau von Cholesterin und fördert die Durchblutung

Wein wirkt auch anregend auf den Appetit und die Verdauung, wegen seiner desinfizierenden Wirkung beugt vor allem älterer Weißwein Durchfallerkrankungen vor. Er verhindert die Bildung von Nierensteinen und scheint sogar das Krebsrisiko zu senken. In geringen Mengen verringert er die Auswirkungen von Streß auf Gefäße und Nervenzellen, der Insulinspiegel im Blut fällt ab, der Östrogenspiegel steigt.

Regelmäßiger, aber mäßiger Rotweingenuß verringert das Herzinfarktrisiko

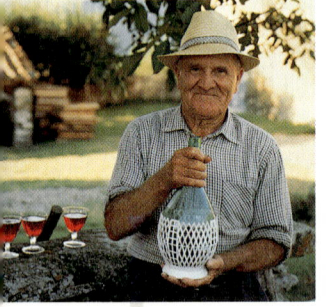

Warum sich Weintrinker besser fühlen

Wein kann genauso wie Kaffee, Tee oder Süßigkeiten die Stimmung aufhellen, schon ein Glas bessert das Wohlbefinden und hebt das Selbstwertgefühl deutlich. Denn Alkohol bremst – genauso wie Licht und Bewegung – den Abbau von Serotonin im Gehirn; Serotonin ist der Stoff, der uns glücklich macht. Zuviel der guten Tropfen kehrt allerdings diesen Effekt ins Gegenteil, in Unruhe, Angst und Schlafstörungen um. Und noch ein weiterer erfreulicher Effekt: Es gibt einen Bier-, aber keinen Weinbauch!

Regelmäßig und in Maßen genossen, hat Wein also mehr Vor- als Nachteile. Einige Weinspezialisten behaupten sogar, daß der Verzicht auf Alkohol regelrecht ein Risiko für die Gesundheit ist!

Am besten bekommt Wein zum Essen

Warum Männer mehr vertragen …

Alkohol wird mit Hilfe des Enzyms Alkoholdehydrogenase (ADH) abgebaut, das hauptsächlich in der Leber, aber auch im Magen vorkommt. Weil Frauen weniger ADH als Männer produzieren und zudem eine geringere Körpermasse haben, vertragen sie weniger Alkohol als Männer. Außerdem ist das Enzym nicht bei allen Menschen gleich aktiv, so daß der Alkoholspiegel bei gleichem Konsum unterschiedlich schnell ansteigen kann.

Beim Essen schadet der Alkohol beiden Geschlechtern weniger, denn er bleibt zusammen mit der Nahrung länger im Magen, und die ADH hat mehr Zeit, ihn abzubauen.

Unerwünschte Nebenwirkungen

Wer einmal zuviel Wein getrunken hat, kennt die Nebenwirkungen, die den nächsten Tag vermiesen können. Der »Kater« am nächsten Morgen entsteht durch die Nebenprodukte, die beim Abbau des Alkohols in der Leber anfallen. Nach häufigem, regelmäßigem Alkoholmißbrauch drohen Fettleber, Leberentzündung und -zirrhose, eine chronische Entzündung der Bauchspeicheldrüse, Gehirnzellen werden zerstört, die Reaktionsfähigkeit verlangsamt, das Risiko für bestimmte Krebsarten steigt.

Einige Weinsorten, und zwar meist die billigeren, enthalten Stoffe, die manche Menschen schlecht vertragen. Schwefel, der den meisten Weinsorten wegen der Haltbarkeit in sehr geringen Mengen zugesetzt werden muß, ruft – selten – eine Allergie hervor, ebenso Histamin, das auch für Kopfschmerzen, Herzklopfen oder Hitzegefühl verantwortlich sein kann. Zwar sind diese Substanzen nur in äußerst geringen Mengen im Wein enthalten, wer aber mit den oben genannten Beschwerden reagiert, muß wohl oder übel auf den Genuß von Wein verzichten. Manchmal sind auch Fuselöle, die in einigen besonders wertvollen Weinen enthalten sind, für unangenehme Nebenwirkungen verantwortlich. Selten treten durch den Genuß bestimmter Weinsorten Herzrhythmusstörungen auf, in diesem Fall können Sie es mit einer anderen Sorte versuchen.

Da Alkohol die Bildung von Harnsäure fördert, sollten Gichtpatienten ihn eher meiden. Auch in der Schwangerschaft, vor allem im ersten Drittel, sollte Alkohol tabu sein. Leberkranke und Frauen mit erhöhtem Brustkrebsrisiko sollten ebenfalls auf Alkohol verzichten.

Besonders gefährlich ist zu hoher Alkoholkonsum dann, wenn gleichzeitig die Ernährung mangelhaft ist

Welchen Wein und wieviel?

Rotwein hat möglicherweise eine für die Gesundheit etwas günstigere Zusammensetzung als Weißwein. Welche Weinsorten allerdings die »gesündeste« Wirkstoffkombination enthalten, weiß man nicht. Meist enthält Wein zwischen 11 und 13 Volumenprozent Alkohol. Ein Wein mit 12 Volumenprozent enthält pro Liter 120 Milliliter Alkohol, der wiederum ein Gewicht von etwa 100 Gramm hat (1 Milliliter Alkohol wiegt 0,8 Gramm). In einer 0,7-l-Flasche sind also etwa 70 g Alkohol enthalten, in einem 0,2-l-Glas etwa 20 Gramm. Die ideale Tagesdosis ist verschiedenen Untersuchungen zufolge etwa 24 Gramm für Frauen und 32 Gramm für Männer. Das entspricht etwa 0,3 beziehungsweise 0,4 Liter Wein, oder ganz einfach ausgedrückt: Ein Pärchen trinkt zum Abendessen zusammen eine Flasche Wein, von der der Mann etwas mehr abbekommt.

Wechseln Sie öfter mal die Weinsorte

Weißkohl, Sauerkraut

Eine Köstlichkeit für den Darm

Sauerkraut ist schon lange als eines der gesündesten Nahrungsmittel bekannt. Liebhaber von deftiger Hausmannskost schätzen es, im Elsaß steht es auf der Speisekarte teurer Feinschmecker-Restaurants. Dort ist Sauerkraut ein Nationalgericht. Denn obwohl es den Ruf eines typisch deutschen Nahrungsmittels hat, essen die Franzosen und sogar die Amerikaner viel mehr davon.

Erfunden wurde das Sauerkraut vermutlich in Asien. Sicher ist, daß schon die alten Griechen und Römer Sauerkraut herstellten und als Heilmittel verwendeten. Unsere mitteleuropäischen Kohlarten stammen aus Griechenland und Italien, von wo sie römische Legionen über Frankreich ins heutige Deutschland brachten.

Captain James Cook hatte auf seinen Weltumseglungen Sauerkraut an Bord, um seine Mannschaft vor Skorbut zu bewahren, der durch Vitamin-C-Mangel entsteht. Pfarrer Kneipp verordnete auf nüchternen Magen eine Tasse rohes Sauerkraut oder Sauerkrautsaft bei Darmträgheit, Magengeschwüren, Wurmbefall, Gicht und Diabetes. Wickel mit Sauerkrautsaft oder Kohlblättern legte er auf Wunden und Geschwüre. Außerdem sollen Kohl als Salat und rohes Sauerkraut gegen Bronchitis, Ekzeme, Ischiasreizung, Venenentzündung und Rheuma wirksam sein.

Zutaten und Qualität

Kohl gehört zu den ältesten Kulturpflanzen

Sauerkraut wird aus Weißkohl *(Brassica oleracea)* gemacht. Es entsteht aus speziellen Sorten, die bis zu 7 Kilogramm schwer, fest und hell sind. Eine besondere Delikatesse ist das Sauerkraut aus Spitzkohl, das sogenannte »Filderkraut«, das aus länglich-spitzem Weißkohl ensteht. Im Sauerkraut sind meist ein paar Zutaten zur Verfeinerung. Weinsauerkraut, das die Elsässer erfunden haben, enthält mindestens 2 Liter Trauben- oder Apfelwein pro 100 Kilogramm Kraut, Delikateßsauerkraut zusätzlich Karotten, Kümmel, Senfkörner, Wacholderbeeren und Apfelstücke.

Das qualitativ gute Sauerkraut ist immer hell, knackig, aber ohne zähe, weiche oder holzige Teile, es darf keine scheibenförmigen Strunkteile oder große Blattstücke enthalten und riecht fein säuerlich.

So wird Sauerkraut hergestellt

Wichtige Anbaugebiete für Weißkohl liegen in Schwaben, von wo das besonders gute Filderkraut kommt, außerdem in Hessen, Schleswig-Holstein, am Niederrhein, in Niederbayern und natürlich im Elsaß. Nach der Ernte wird der Kohl von den äußeren Blättern befreit und der Strunk herausgebohrt. Die inneren Kohlblätter werden in Streifen geschnitten, in Gärbecken mit Salz versetzt und mit einem Rüttelgerät gepreßt. Eine mit Wasser gefüllte Schwimmblase deckt alles luftdicht ab. Austretender Zellsaft verdrängt die restliche Luft. Milchsäurebakterien leiten die Gärung ein und vermehren sich, so daß Fäulnisbakterien immer weniger Überlebenschancen haben.
Nach 1 bis 3 Wochen Gärzeit (je nach Jahreszeit und Gärtemperatur) wird das Sauerkraut in einem Kessel auf 80 Grad C erhitzt, wodurch die Kohlensäure herausgetrieben wird. Danach wird es abgefüllt und noch einmal auf 94 Grad C erhitzt (pasteurisiert).

So ist Sauerkraut bis zu 4 Jahre lang haltbar

Was das Sauerkraut so wirksam macht

Weißkohl enthält viele wertvolle Stoffe wie Vitamin C und B2, Mineralstoffe wie Kalium, Kalzium, Eisen und viele Ballaststoffe. Während der Gärung entsteht zusätzlich Vitamin B12, das sonst selten in Pflanzenprodukten vorhanden ist. Milchsäurebakterien entziehen dabei den Fäulnisbakterien und Pilzen die Lebensgrundlage, indem sie aus Fruchtzucker und Stärke Milchsäure und Kohlensäure entstehen lassen. Sie wirken später auch im Magen-Darm-Trakt weiter. Auch hier bekämpfen sie krankmachende Keime, verbessern die Darmflora und regen die Verdauung an. Die Milchsäure verbessert die Eiweißverdauung, führt leicht ab, stärkt die Abwehrkräfte des Körpers und wirkt entzündungshemmend. Und Sauerkraut senkt sehr stark das Risiko, an Dickdarmkrebs zu erkranken.
Sauerkraut ist kohlenhydrat- und kalorienarm, hat aber einen hohen Sättigungswert. Es ist ein ideales Lebensmittel bei Übergewicht und damit zusammenhängenden Erkrankungen wie Bluthochdruck und Arteriosklerose und eines der besten Naturheilmittel bei Magen-Darm-Problemen. Es scheint auch blutzuckersenkend zu wirken – viele Diabetiker schwören darauf und essen es regelmäßig.

Eine ausgeglichene Darmflora und ein niedriger pH-Wert im Darm verringern das Darmkrebs-Risiko erheblich

Unerwünschte Nebenwirkungen

Menschen mit empfindlichem Magen sollten Sauerkraut ohne Fett und Fleisch kochen, aber mit Kümmel, Fenchel, Wacholderbeeren und Honig würzen. Würstchen, Schmalz, Fleisch oder Speck kommen erst am Schluß dazu.

Gegen Sodbrennen helfen Kartoffeln zum Sauerkraut

So verwenden Sie Weißkohl und Sauerkraut

Kauen Sie Sauerkraut gut, damit schon der Speichel vorverdauen kann

Am gesündesten ist das frische, rohe Sauerkraut. In Plastikbeuteln verliert es jedoch rasch an Vitamin C. Da es auch im Kühlschrank noch nachgärt, kann es nicht lange aufgehoben werden. Bewahren Sie angebrochene Packungen immer kühl auf, wobei die Lake, die ebenfalls wichtige Nährstoffe enthält, das Kraut bedecken und später mitverwertet werden sollte. Auch die Kochflüssigkeit kann zum Beispiel für eine Suppe verwendet werden.

Frisch und roh

Rohes Sauerkraut schmeckt ganz einfach pur oder zum Beispiel als Salat. Es hat den höchsten Vitamin-C-Gehalt und die beste Heilwirkung.

Pasteurisiert

So schmeckt es in Suppen, Aufläufen oder als Füllung

In Dosen ist das Sauerkraut pasteurisiert. Die B-Vitamine und Mineralstoffe bleiben auch nach dem Erhitzen erhalten, der Vitamin-C-Gehalt ist jedoch geringer, und die Milchsäurebakterien sind abgetötet. Dieses Sauerkraut ist dennoch ein wertvolles Nahrungsmittel.

Sauerkrautsaft

Sauerkrautsaft schmeckt würzig und erfrischt. Ein Glas am Morgen unterstützt die Verdauung und führt dem Körper wichtige Stoffe zu.

Kohlsaft

Aus den frischen Blättern des Weißkohls wird mit einem Entsafter Kohlsaft gewonnen. Es schmeckt etwas fade, hat aber eine beachtliche Wirkung auf die Magen-Darm-Schleimhaut.

Auflage mit Kohlblättern

Rezept

Es dürfen keine Druckstellen entstehen, Sekret muß abfließen können

▶ Von einigen jungen Blättern die hervorstehenden Blattrippen entfernen, die Blätter mit einem Nudelholz oder einer Flasche weich walzen und auf einem umgedrehten Topfdeckel über heißem Wasserdampf etwas erwärmen. Oder schmale Streifen aus einem jungen Blatt schneiden, die dann dachziegelartig geschichtet werden. Mit einer Mullbinde die Kohlblätter locker fixieren. Der Wickel muß morgens und abends erneuert werden, dabei die Wunde sorgfältig mit lauwarmem Kamillentee spülen.

Dabei helfen Weißkohl und Sauerkraut

Am meisten profitieren der Magen-Darm-Trakt und die Haut von einer Behandlung mit den Produkten aus Weißkohl.

Die wichtigsten Anwendungen auf einen Blick

Beschwerden:	Möglichkeiten der Anwendung:
Abwehrschwäche	Sauerkrautkur
Arteriosklerose	Regelmäßig Sauerkraut essen
Entzündliche Darmerkrankungen	Sauerkraut- oder Kohlsaft trinken
Gastritis, Magengeschwür	Kur mit Kohlsaft
Gürtelrose	Auflage mit Kohlblättern
Übergewicht	Sauerkrautkur
Unterschenkelgeschwür	Auflage mit Kohlblättern
Verbrennung	Auflage mit Kohlblättern
Verstopfung	Sauerkrautsaft trinken, Sauerkraut essen

Abwehrschwäche

Wer sein Immunsystem stärken will, vielleicht ein paar Pfund abnehmen möchte und etwas für die Gesundheit seines Magen-Darm-Traktes tun will, kann eine Sauerkrautkur machen.

▶ Essen Sie über 3 bis 4 Wochen als Zwischenmahlzeit vormittags und nachmittags jeweils eine Portion (100 bis 200 Gramm) rohes Sauerkraut, nach Geschmack zubereitet.

Rezept

Magen-Darm-Beschwerden

Magen-Darm-Geschwüre heilen schneller ab, wenn die Patienten täglich Kohlsaft trinken. Schmerzen und Sodbrennen verschwinden meist schon nach ein paar Tagen. Kohlsaft hilft auch bei Entzündungen im Darm.

Ein altbewährtes Hausmittel gegen Verstopfung ist der Sauerkrautsaft. Und wer regelmäßig Sauerkraut ißt, beugt außerdem Darmkrebs vor.

Rezepte

▶ *Magengeschwür:*
Trinken Sie kurmäßig über 4 bis 5 Wochen nach dem Essen (leichte Schonkost) pro Tag insgesamt 1 Liter Kohlsaft.
▶ *Entzündliche Darmerkrankungen:*
Trinken Sie regelmäßig Sauerkraut- oder Kohlsaft, im akuten Fall täglich bis zu 1 Liter Kohlsaft.
▶ *Verstopfung:*
Trinken Sie morgens gleich nach dem Aufstehen 1 bis 2 Gläser Sauerkrautsaft. Essen Sie als Beilage zum Essen oder als Zwischenmahlzeit Sauerkraut.

Diabetes, Arteriosklerose, Übergewicht

Sauerkraut reguliert den Blutzuckerspiegel und die Blutfette, es hilft beim Abnehmen und ist so ein ideales Nahrungsmittel für den geschädigten Organismus. Es beugt den Zivilisationskrankheiten vor und verhindert, daß diese fortschreiten.

Rezept

▶ Essen Sie regelmäßig mindestens ein- bis zweimal in der Woche rohes Sauerkraut. Machen Sie öfter mal eine Sauerkrautkur mit zwei Portionen (je 100 bis 200 Gramm) pro Tag.

Haut

Sauerkraut pflegt mit seinen wertvollen Inhaltsstoffen die Haut von innen. Äußerlich helfen Kohlblätter gegen Unterschenkelgeschwüre, die »offenen Beine«. Die Wunden sondern bei der Behandlung verstärkt Sekret und Eiter ab, die Wundheilung wird so beschleunigt. Aber auch entzündliche Hautausschläge wie Gürtelrose oder leichte Verbrennungen heilen schneller durch das Auflegen von Kohlblättern.

Rezepte

▶ *Unterschenkelgeschwür:*
Behandeln Sie die Kohlblätter wie auf Seite 68 beschrieben, legen Sie sie auf die mit lauwarmem Kamillentee gründlich gereinigte Wunde, und befestigen Sie sie locker mit einer Mullbinde. Wechseln Sie das Ganze zweimal täglich.
▶ *Gürtelrose, leichte Verbrennungen:*
Machen Sie eine Auflage mit Kohlblättern wie auf Seite 68 beschrieben, und fixieren Sie sie locker mit einer Mullbinde. Wechseln Sie die Auflage zweimal täglich.
▶ *Entzündete Wunden:*
Legen Sie bei kleineren, entzündeten Wunden einen Verband aus dachziegelartig aufgelegten kleineren Kohlblattstreifen an.

Zwiebel

Würzen, vorbeugen und heilen

Seit mehr als 5000 Jahren wird die Zwiebel in verschiedenen Kulturkreisen als Nahrungs-, Würz- und Heilmittel verwendet. Die Arbeiter der Cheopspyramide wurden außer mit Lauch und Knoblauch mit großen Mengen Zwiebeln versorgt, damit ihre Gesundheit und Arbeitsleistung erhalten blieben. Als Liebesdroge und Potenzmittel empfahlen die alten Römer vor allem die weiße Zwiebel. In alten Kräuterbüchern wurden die heilenden Fähigkeiten der Zwiebel bei Husten, Rheuma, Herzkrankheiten, Hundebissen und allen Arten von Verschlüssen der Körpergänge beschrieben, als Arzneipflanze wurde sie in den mittelalterlichen Klostergärten angebaut.

Blühende Zwiebeln

In den letzten Jahrzehnten wurden ihre gesundheitsfördernden Eigenschaften wissenschaftlich nachgewiesen, einen Platz in der Schulmedizin hat die Küchenzwiebel aber trotz allem noch nicht.

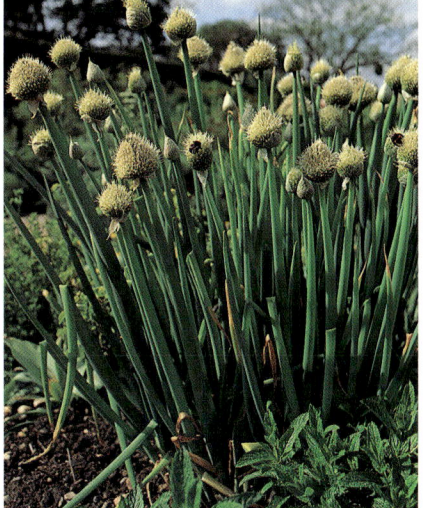

Verschiedene Zwiebelsorten

Die Speisezwiebel *(Allium cepa)* ist ein- oder auch mehrjährig. Die Zwiebelknolle mit den vielen fleischigen »Blättern« ist eigentlich ein Nährstoffspeicher für die großen violetten Blütenkugeln. Die grünen, hohlen, röhrenförmigen Blätter werden bis zu knapp 1 Meter hoch. Es gibt verschiedene Sorten in unterschiedlichen Größen von weiß bis violett, von mild bis scharf.

- Die Küchen-, Haushalts- oder Gewürzzwiebel schmeckt scharf-würzig und kann monatelang gelagert werden.
- Die Gemüsezwiebel hat einen sehr milden Geschmack, sie kommt meist aus Spanien und wird sehr groß.
- Die Frühlingszwiebel hat ebenfalls einen milden Geschmack, sie wird mit Blättern angeboten und hält sich nur ein paar Tage.
- Die weiße Zwiebel ist sehr saftig und würzig-scharf, sie hält etwa 2 Wochen.
- Die rote Zwiebel ist ebenfalls sehr saftig und hat einen milden, würzigen Geschmack, sie verdirbt wesentlich schneller als die Küchenzwiebel.
- Schalotten sind eine edle Zwiebelsorte mit besonders feinwürzigem Aroma.

Zwiebeln anbauen und ernten

Die Zwiebel mag sonnige Plätze und einen leichten, humushaltigen, aber nicht frisch gedüngten Boden. Sie vermehrt sich durch Samen oder Tochterzwiebeln. Am einfachsten ist es, im Frühjahr Steckzwiebeln zu setzen, die ab August geerntet werden können. Die Zwiebeln sind »reif« zur Ernte, wenn die Blätter auf dem Beet getrocknet sind. An diesen Blättern können sie gebündelt und zum Trocknen aufgehängt werden.

Was die Zwiebel so wirksam macht

Ähnlich wie Knoblauch enthält die Zwiebel schwefelhaltige Verbindungen, außerdem Flavonoide, sehr viele Mineralstoffe und Spurenelemente, viel Vitamin C und Vitamine der B-Gruppe.

Die Zwiebel fördert die Sekretion der Verdauungssäfte und regt so den Appetit an, ihre Ballaststoffe schützen die Darmschleimhäute. Sie wirkt entwässernd, schleimlösend, schmerzlindernd, antibakteriell und entzündungshemmend. Regelmäßig eingenommen können die Wirkstoffe der Zwiebel den Blutdruck leicht senken, die Verklumpung von Blutbestandteilen hemmen und die freien Radikale »fangen« – das Risiko für Herzinfarkt, Schlaganfall und Gefäßerkrankungen sinkt. Dazu trägt auch die Verbesserung der Blutfettwerte bei, vor allem die der Cholesterine. Eine blutzuckersenkende Wirkung wird vermutet.

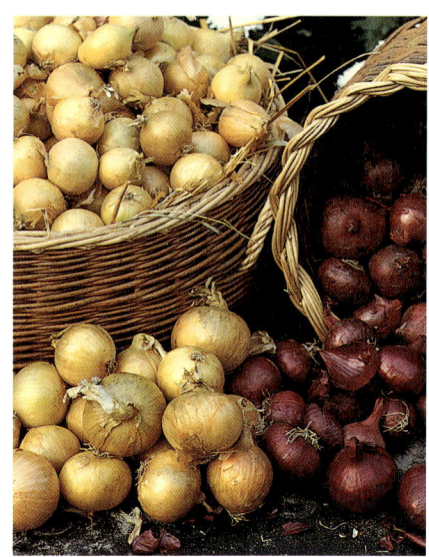

So verwenden Sie Zwiebeln

Am besten ist es, Zwiebeln roh zu essen, damit wertvolle Vitamine nicht verlorengehen. Aber auch wenn sie erwärmt oder sogar gebraten werden, bleibt der größte Teil ihrer Wirkstoffe erhalten. Um optimal von ihrer heilenden und vorbeugenden Kraft zu profitieren, sollten Sie täglich etwa 50 Gramm frische Zwiebel beziehungsweise 20 Gramm Trockendroge essen. Sie können einfach täglich eine halbe mittelgroße Zwiebel fein hacken und löffelweise einnehmen oder in Salat, Suppen, Soßen oder in Gemüse geben.

*Rote Zwiebeln
schmecken meist
milder als weiße,
verderben aber
schneller*

Sirup

Für Kinder ist diese Zubereitung besonders gut geeignet. Der Honigzusatz verstärkt die heilende Wirkung noch.

Rezept

▶ *Was Sie brauchen:*
1 mittelgroße Zwiebel, 3 Eßlöffel Honig, 1/8 Liter Wasser
▶ *So wird's gemacht:*
Zwiebel fein hacken, mit dem Honig vermischen, Wasser dazugeben und alles im Wasserbad erhitzen. Dann mindestens 3 Stunden ziehen lassen und auspressen. Über den Tag verteilt 5 bis 10 Teelöffel einnehmen.

Zwiebelmilch

Rezept

▶ *Was Sie brauchen:*
1 kleine Zwiebel, 1 Tasse Milch, 1 Teelöffel Honig
▶ *So wird's gemacht:*
Zwiebel fein hacken, zusammen mit der Milch in einen Topf geben und das Ganze auf kleiner Stufe etwa 5 Minuten lang köcheln lassen. Ziehen lassen, bis die Milch auf Trinktemperatur abgekühlt ist, dann das Ganze abseihen und 1 Teelöffel Honig dazugeben. Sind die Atemwege stark verschleimt, sollte die Milch besser durch Wasser ersetzt werden.

Inhalieren

Zwiebeldampf einzuatmen, kann manchmal die Schleimhaut reizen, deshalb eher kurz inhalieren und eventuell später noch einmal wiederholen.

Rezept

▶ *Was Sie brauchen:*
1 mittelgroße Zwiebel, 1 Liter Wasser, 1 großes Handtuch
▶ *So wird's gemacht:*
Zwiebel fein hacken und in dem Wasser 2 Minuten lang kochen. Etwas abkühlen lassen. Den Topf auf den Tisch stellen, den Kopf über den Dampf halten und ein Handtuch zeltartig über Kopf und Topf breiten. Etwa 5 Minuten lang die aufsteigenden Dämpfe einatmen.

Fertigpräparate

Es gibt Zwiebelöl in Kapseln oder auch fertigen Preßsaft im Reformhaus zu kaufen.

Homöopathische Zubereitungen

Allium cepa ist das homöopathische Mittel aus der Zwiebel. Es wird häufig bei Fließschnupfen mit Tränenfluß oder bei Ohrenschmerzen gegeben.

Dabei hilft die Zwiebel

Die Zwiebel wird als vorbeugendes Mittel gegen Alterskrankheiten und vor allem gegen Erkältungskrankheiten verwendet.

Die wichtigsten Anwendungen auf einen Blick

Beschwerden:	Möglichkeiten der Anwendung:
Appetitlosigkeit	Zwiebel essen, Zwiebelsirup oder Fertigpräparat einnehmen
Alterskrankheiten	Zwiebel essen, Zwiebelsirup oder Fertigpräparat einnehmen
Blähungen	Zwiebel essen, Zwiebelsirup oder Fertigpräparat einnehmen
Blasenentzündung	Warme Zwiebelauflage
Bronchitis, Asthma	Inhalieren, Zwiebel essen, Zwiebelsirup oder Fertigpräparat einnehmen
Halsschmerzen	Heiße Zwiebelmilch trinken
Husten	Heiße Zwiebelmilch trinken
Insektenstiche	Zwiebelscheibe auflegen
Ohrenschmerzen	Warmer oder kalter Ohrenwickel
Verstopfung	Zwiebel essen, Zwiebelsirup oder Fertigpräparat einnehmen

Zivilisationskrankheiten

Ähnlich wie Knoblauch ist auch der regelmäßige Verzehr von Zwiebeln geeignet, um altersbedingten Gefäßerkrankungen vorzubeugen, oder – wenn schon Beschwerden da sind – die Therapie zu unterstützen. Aber auch Stoffwechselstörungen können ausgeglichen, das Risiko, an Krebs zu erkranken, kann gesenkt werden. In Regionen, wo der Verzehr von Zwiebeln hoch ist, erkranken die Menschen seltener an Magen-, Dickdarm-, Speiseröhren- und Lungenkrebs.

Rezept

▶ Essen Sie zur Vorbeugung täglich mindestens eine halbe rohe Zwiebel oder nehmen Sie 5 Eßlöffel Zwiebelsirup oder ein Fertigpräparat nach Vorschrift ein.

Verdauungsstörungen

Die Zwiebel ist in der Lage, verschiedene Verdauungsstörungen zu bessern: Der Appetit wird angeregt, die Verdauung verbessert und die

Darmflora ausgeglichen. Eine gesunde Darmflora wiederum ist unabdingbar für ein gut funktionierendes Immunsystem.

▶ Bei Appetitlosigkeit, Verstopfung oder Blähungen essen Sie eine halbe Zwiebel, oder nehmen Sie über den Tag verteilt 5 Eßlöffel Zwiebelsirup oder ein Fertigpräparat nach Vorschrift ein.

Rezept

Atemwegserkrankungen und Ohrenschmerzen

Wen wieder einmal eine Erkältung mit lästigen Halsschmerzen und Husten erwischt hat, dem kann die Heilkraft der Zwiebel wunderbar Linderung verschaffen. Bei Asthmatikern kann die Zwiebel die Verengung der Bronchien vermindern und Anfällen vorbeugen.

Vor allem Kinder werden häufig von Ohrenschmerzen geplagt. Ein warmer Zwiebelwickel lindert sofort die Schmerzen und verringert die Entzündung.

▶ *Asthma, Bronchitis:*
Essen Sie täglich mindestens eine halbe Zwiebel oder nehmen Sie 5 Eßlöffel Zwiebelsirup oder ein Fertigpräparat ein. Wenn sich der Schleim nicht löst, inhalieren Sie mit Zwiebeldämpfen.

▶ *Halsschmerzen, Husten:*
Trinken Sie zweimal täglich 1 Glas heiße Zwiebelmilch.

▶ *Ohrenschmerzen:*
Machen Sie bei Ohrenschmerzen bis zu dreimal täglich einen Ohrenwickel mit gedünsteten Zwiebeln (Seite 159).

Rezepte

Blasenentzündung

Wenn Sie Schmerzen beim Entleeren der Blase haben und ständig zur Toilette gehen müssen, haben Sie wahrscheinlich eine Blasenentzündung. Dann hilft Ihnen die schmerzlindernde und entzündungshemmende Kraft der Zwiebel in Form einer warmen Auflage. Bessern sich die Beschwerden allerdings nicht deutlich bis zum nächsten Tag, dann müssen Sie einen Arzt aufsuchen.

✚ **Zum Arzt**

▶ Machen Sie bei den ersten Anzeichen einer Blasenentzündung zweimal täglich eine warme Zwiebelauflage auf dem Unterleib (Seite 161).

Rezept

Insektenstiche

Nach einem Wespen- oder Bienenstich schwillt häufig die betroffene Stelle sehr stark an. Hier hat sich die Zwiebel bewährt, die Schwellung und Juckreiz in Grenzen hält.

▶ Legen Sie nach einem Insektenstich sofort eine dicke Zwiebelscheibe auf die betroffene Stelle.

Rezept

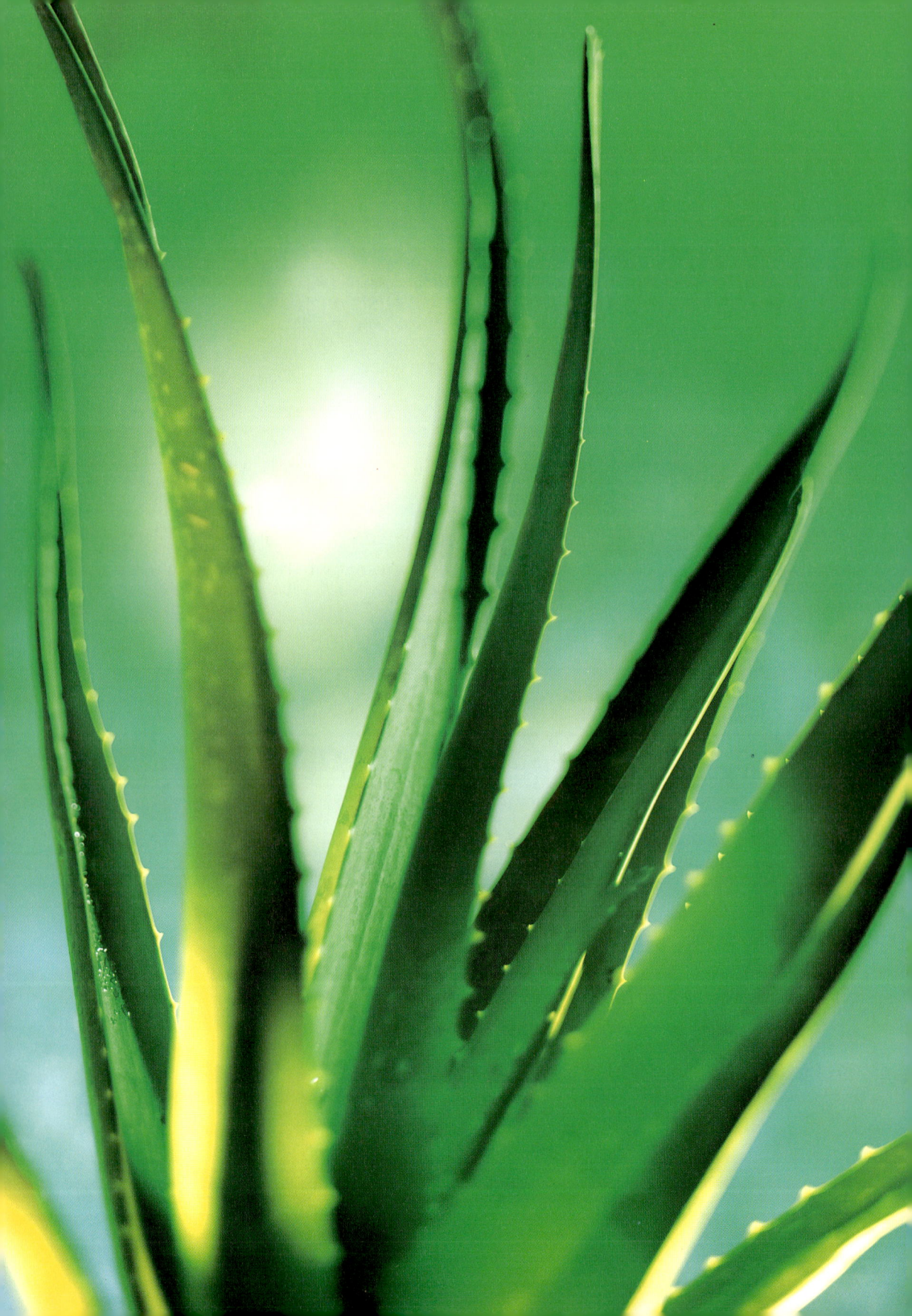

Die besten Heilpflanzen

In fast allen Arztpraxen werden heutzutage auch pflanzliche Präparate verschrieben. Denn Heilpflanzen helfen heilen – darüber besteht kein Zweifel; ihre Wirksamkeit ist mittlerweile wissenschaftlich nachgewiesen. Es gibt pflanzliche Präparate, die manchen chemisch-synthetischen Medikamenten ebenbürtig oder sogar überlegen sind. Ein Beispiel ist das Johanniskraut, das bei leichten bis mittelschweren Depressionen genauso gut wirkt wie synthetische Präparate, aber praktisch keine Nebenwirkungen hat.

Besonders viel Spaß macht die Behandlung mit Heilpflanzen, wenn Sie sie selbst anbauen. In Ihrem Garten oder auf dem Balkon gewachsene Pflanzen enthalten ebenso viele Wirkstoffe wie die aus der Apotheke, wenn Sie auf hochwertige Sorten, einen sonnigen Standort, guten Boden und ausreichend Dünger achten. Ein Tee aus frischen Blättern schmeckt allemal besser als aus getrockneten. In diesem Kapitel erfahren Sie, welche Heilpflanzen Ihnen bei Ihren Beschwerden helfen, wie Sie sie anbauen und verwenden können.

Heilpflanzen im Alltag

Der Tee ist sicher die häufigste und älteste Zubereitungsart von Heilpflanzen. Meist werden die getrockneten Pflanzenteile mit heißem Wasser übergossen. Allerdings wirkt nicht jeder Tee auf die gleiche Weise: Manchmal muß darauf geachtet werden, ob er vor oder nach dem Essen, gesüßt oder ungesüßt getrunken wird. Äußerlich angewendet eignet er sich zur Wundbehandlung in Form von Teilbädern, Wickeln oder Waschungen.

Manche Heilpflanzen können nicht als Tee verwendet werden, bei ihnen sind andere Methoden nötig, um die Wirkstoffe »herauszulocken«, zum Beispiel eine Wasserdampfdestillation oder eine alkoholische Extraktion.

Heilpflanzen anbauen und ernten

Viele Heilpflanzen können Sie selbst in Ihrem Garten oder auf dem Balkon anbauen. Dann wissen Sie sicher, daß Sie Pflanzen verwenden, die nicht mit Pflanzenschutzmitteln verunreinigt sind; vor Luftverschmutzung sind Sie allerdings auch zu Hause nicht geschützt. Die richtige Art des Anbaus ist jeweils bei der Beschreibung der einzelnen Heilpflanzen dargestellt.

Informieren Sie sich vor dem Sammeln, welche Pflanzen geschützt sind und daher nicht gepflückt werden dürfen

Wenn Sie Heilpflanzen in der freien Natur selbst sammeln, dann sollten Sie sie wirklich gut kennen. Sammeln Sie nicht in schadstoffbelasteten Gebieten; gefährdet sind die Umgebungen von stark befahrenen Straßen, Industriegebieten und mit Unkrautbekämpfungs- und Pflanzenschutzmitteln besprühte Äcker.

Der richtige Zeitpunkt der Ernte

Heilpflanzen sollten grundsätzlich an trockenen, sonnigen Tagen geerntet werden. Das ganze Kraut wird im allgemeinen kurz vor der Blüte und die Blüten, wenn sie sich gerade öffnen, geschnitten, vormittags, wenn der Tau getrocknet ist. Die reifen Samen werden am frühen Morgen geerntet, weil dann die Samenstände weniger Samen verlieren. Die Früchte werden gepflückt, wenn sie vollreif sind. Voll entwickelte Wurzeln oder Wurzelstöcke graben Sie am besten im Frühjahr oder Herbst aus. Die Rinden schält man im Frühjahr von jungen Zweigen.

Mit Ausnahme der Wurzeln sollten die Pflanzenteile nicht gewaschen werden

So konservieren Sie richtig

Nach der Ernte müssen die Heilpflanzen schnell und möglichst schonend getrocknet werden. Aber auch danach verlieren die Pflanzen an Wirksamkeit und sollten deshalb spätestens nach einem Jahr verbraucht sein.

Trocknen: Das Kraut in kleinen Bündeln in einem luftigen Raum aufhängen, nie in der Sonne. Wenn die Blätter rascheln und die Stengel leicht brechen, ist alles gut trocken. Die Wurzeln nach der Ernte gründlich waschen, in etwa 2 Zentimeter große Stücke schneiden und im Backofen bei milder Wärme (50 Grad C) trocknen.

Lagern: Die Heilpflanzen werden in dunklen Gläsern oder gut schließenden Holz- oder Weißblechdosen aufbewahrt, damit sie keine Feuchtigkeit aufnehmen.

Vergessen Sie nicht, die Gläser zu beschriften

Die wichtigsten Inhaltsstoffe

Meist gibt es einen oder einige wenige Wirkstoffe in einer Heilpflanze, die ihre Hauptwirkung ausmachen, und dazu noch viele Begleitstoffe, die für den heilenden Gesamteffekt nötig sind. Neben Kohlenhydraten, Fetten, Proteinen und Ballaststoffen dienen die »sekundären« Pflanzenstoffe der Pflanze als Farbstoffe, als Abwehrstoffe gegen Schädlinge und Krankheiten oder zur Wachstumsregulation. Für den menschlichen Organismus können diese Substanzen sowohl gesundheitsfördernde als auch gesundheitsschädigende Wirkungen haben. Blausäure in nichterhitzten Hülsenfrüchten oder Solanin in den grünen Stellen der Kartoffel schaden der Gesundheit.

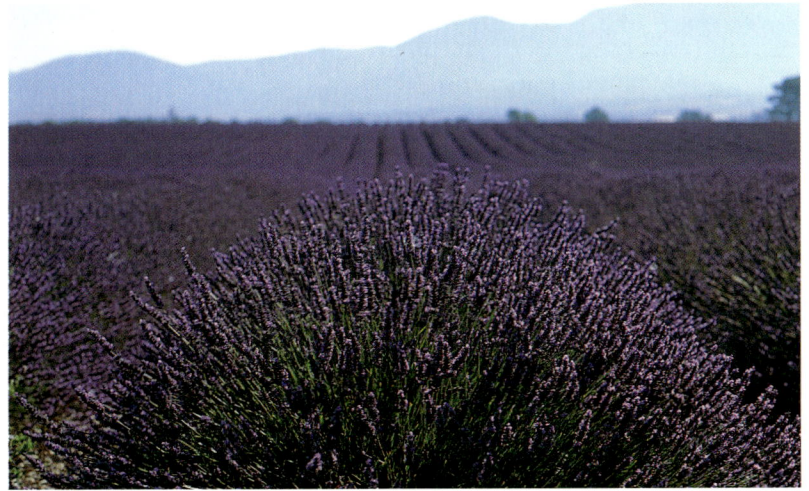

Lavendel gehört zu den Heilpflanzen, die ätherische Öle enthalten

Ätherische Öle

Sehr viele Pflanzen enthalten diese stark duftenden, leicht flüchtigen Substanzen, die vor Verdunstung, Parasiten und Pilzbefall schützen. Sie können per Wasserdampfdestillation gewonnen werden.
Äußerlich angewendet wirken Pflanzen, die ätherische Öle in größeren Mengen enthalten, wie Johanniskraut oder Schwarzkümmel, entzündungshemmend und durchblutungsanregend, manchmal aber auch hautreizend. Werden diese Heilpflanzen innerlich angewendet, fördern sie das Abhusten von Schleim, stärken Magen, Darm, Leber und Galle, wirken krampflösend, harntreibend und antiseptisch.

Alkaloide

Pflanzen mit viel Alkaloiden eignen sich nicht zur Teebereitung

Die meisten Pflanzengifte, zum Beispiel das Atropin aus der Tollkirsche, Morphin aus dem Schlafmohn oder Colchizin aus der Herbstzeitlosen, sind Alkaloide. Um die Wirkung dieser Substanzen zu nutzen, werden sie isoliert und können so ganz exakt dosiert werden.

Anorganische Stoffe

Verschiedene Spurenelemente, Kalium, Natrium und Kieselsäure sind ebenfalls in Pflanzen enthalten. Vor allem Pflanzen aus der Familie der Schachtelhalme, der Rauhblattgewächse und der Gräser (zum Beispiel Ackerschachtelhalm) nehmen große Mengen Kieselsäure aus dem Boden auf. Sie ist ein wichtiger Bestandteil des menschlichen Bindegewebes, der Haut, Haare und Nägel.

Bitterstoffe

Bitterstoffe fördern die Verdauung

Diese Substanzen regen die Produktion von Magensaft und Galle und damit den Appetit an, fördern die Verdauung, kräftigen Herz und Kreislauf und das Abwehrsystem und heben das Allgemeinbefinden.

Gerbstoffe

Gerbstoffe wirken reizmildernd und entzündungshemmend

Eiweißstoffe der Haut und Schleimhaut werden durch Gerbstoffe gebunden. Dadurch entziehen sie Bakterien, die sich auf verletzter Haut oder Schleimhaut angesiedelt haben, die Nahrung. Gerbstoffe wirken reizmildernd und entzündungshemmend. Heilpflanzen, die große Mengen Gerbstoffe enthalten, werden als Gurgelmittel bei Halsentzündung, zum Spülen bei Zahnfleischentzündung, als Umschlag zur Wundbehandlung und als Durchfallmittel eingesetzt. Besonders hoch ist der Gerbstoffanteil in Blutwurz, Eichenrinde oder Heidelbeere.

Glykoside

Zur Gruppe der Glykoside gehören außer Flavonoiden auch Saponine und Phenylglykoside. Flavonoide mit unterschiedlicher Wirkung sind in den meisten Pflanzen enthalten, sie sind an der Gesamtwirkung einer Heilpflanze praktisch immer beteiligt. Je nach Art und Menge wirken sie antioxidativ, entzündungshemmend, harntreibend, krampflösend, und sie regulieren die Blutzirkulation vor allem in den feinen Blutgefäßen. Sie sind zum Beispiel in Weißdorn, Arnikablüten, Birkenblättern und Mariendistelsamen enthalten.

Saponine ergeben durch Schütteln mit Wasser einen seifenartigen Schaum. Sie werden wegen ihrer schleimlösenden Wirkung bei Husten eingesetzt. Sie wirken entzündungshemmend, harntreibend, cholesterinsenkend und fördern die Aufnahme anderer Pflanzenwirkstoffe aus dem Darm. Saponine sind zu Beispiel in Primel- und Süßholzwurzeln, Efeublättern, Ginseng, in Hülsenfrüchten, Hafer und einigen Gemüsearten enthalten. **Flavonoide und Saponine wirken entzündungshemmend und harntreibend**

Phenylglykoside sind in pflanzlichen Abführmitteln wie Faulbaumrinde, Sennesblättern oder Rhabarberwurzeln enthalten.

Schleimstoffe

Diese Polysaccharide legen sich als feine Schicht auf die Schleimhäute und wirken so reizmildernd, hustenstillend und leicht abführend. In Lein, Malve, Isländisch Moos und Eibisch sind sie in größeren Mengen enthalten. **Schleimstoffe haben eine reizmildernde Wirkung**

Vitamine

Vitamine sind für den menschlichen Organismus lebenswichtig, sie müssen zum Teil mit der Nahrung zugeführt werden. Bei manchen Pflanzen wie Sanddorn oder Hagebutte sind Vitamine der Hauptwirkstoff.

Unerwünschte Nebenwirkungen

Einige Heilpflanzen wie Arnikablüten, Mistelkraut oder Flohsamen lösen bei manchen Menschen allergische Reaktionen aus. Empfindliche Personen können durch Teepflanzen mit hohem Gerb- oder Bitterstoffgehalt Kopfschmerzen bekommen. Abführende Heilpflanzen dürfen nicht über längere Zeit hinweg eingenommen werden, weil sonst wichtige Elektrolyte wie Kalium verlorengehen. **Nebenwirkungen bei Allergien, besonderen Empfindlichkeiten und bei übermäßigem Konsum**

So verwenden Sie Heilpflanzen

Heilkräuter werden je nach Zubereitungsart innerlich und äußerlich angewendet. Am häufigsten werden die Pflanzen als Tee zubereitet. Die Herstellung von Wickeln und Kompressen ist in dem entsprechenden Kapitel ab Seite 152 dargestellt.

Tee

● **Grobgeschnittene Arzneipflanzen** sind in Apotheken erhältlich, wo sie auch nach Wunsch gemischt werden. Mischungen müssen vor Gebrauch geschüttelt oder umgerührt werden, weil sich kleine, leichte Bestandteile leicht absetzen.

● **Teebeutel** haben den Vorteil, daß Sie immer die richtige Portion sofort zur Hand haben. Durch die starke Zerkleinerung der Pflanzenteile können sich die Inhaltsstoffe gut lösen. Von Nachteil ist dies allerdings für die ätherischen Öle: Sie verfliegen schnell, wenn die Ölkammern zerstört werden. Bei manchen, vor allem den im Lebensmittelhandel erhältlichen Produkten, liegt daher die Menge der ätherischen Öle unter dem geforderten Mindestgehalt. Produkte minderer Qualität können auch unwirksame Pflanzenteile enthalten, zum Beispiel nicht nur die Blüten, sondern auch das unwirksame Kraut der Kamillenpflanze.

Kaufen Sie keine Billigprodukte, und achten Sie auf das Herstellungs- oder Verfallsdatum

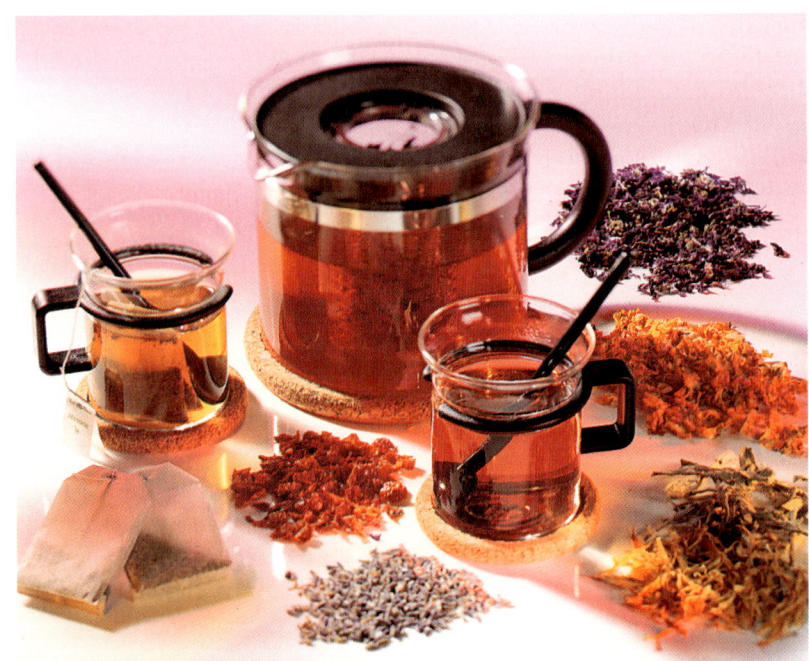

Teezubereitung aus getrockneten Heilkräutern und mit Teebeuteln

● **Lösliche Tees** können besonders einfach zubereitet werden, Ziehenlassen oder Abseihen ist nicht nötig. Durch spezielle Extraktionsverfahren mit Wasser und Alkohol kann ein besonders großes Spektrum von Wirkstoffen aus der Heilpflanze gelöst werden. Instant-Tees gibt es in Form von Pulver oder Granulat. In Granulat ist oft Zucker enthalten, es gibt aber auch zuckerfreie Präparate speziell für Diabetiker und Kinder.

Die Zubereitung

Tees werden – abgesehen von einigen Ausnahmen – im Idealfall morgens nüchtern, nachmittags und abends vor dem Schlafengehen getrunken. Eine Teekur sollte etwa 3 bis 4 Wochen lang durchgeführt werden. Grundsätzlich sollten andere Medikamente nicht zusammen mit Heilkräutertees eingenommen werden, da sonst die Wirkung abgeschwächt werden kann.

● *Aufguß* (Infus) ist die gebräuchlichste Zubereitungsart. Er eignet sich vor allem für Blüten, Blätter oder das ganze Kraut.

▶ Pflanzenteile mit heißem Wasser übergießen, 5 bis 10 Minuten zugedeckt stehenlassen, abseihen.

● *Kaltwasserauszug* (Mazerat) ist für Pflanzen geeignet, die einen hohen Gehalt an Schleimstoffen haben (zum Beispiel Eibischwurzel, Leinsamen, Flohsamen, Malve) oder einen unerwünscht hohen Gerbstoffgehalt (Bärentraubenblätter, Baldrian).

▶ Die getrockneten Pflanzenteile mit kaltem Wasser übergießen, 8 bis 10 Stunden stehenlassen, gelegentlich umrühren, abseihen, danach bis knapp vor dem Siedepunkt erhitzen.

● *Abkochung* (Dekokt) wird hauptsächlich mit holzigen Pflanzenteilen wie Wurzeln oder Rinde gemacht.

▶ Die Pflanzenteile in einem emaillierten Topf 5 Minuten bei schwacher Hitze kochen, 5 Minuten ziehen lassen, abseihen.

Rezepte

Fertigpräparate

Fertig zu kaufende Präparate wie Tabletten, Dragees, Kapseln, Ampullen, Sirup, Tropfen oder Salben haben den Vorteil, daß der Wirkstoffgehalt standardisiert, also genau festgelegt ist. Sirup (zum Beispiel Fenchel-, Spitzwegerich-, Thymiansirup), der mindestens zur Hälfte aus Zucker besteht, ist gut haltbar und für Kinder geeignet. Tropfen haben gegenüber Tabletten und Dragees den Vorteil, daß sie besser geschluckt werden können, der darin enthaltene Alkohol ist aber für Kinder und Alkohol- oder Leberkranke nicht geeignet.

Wichtig: Tabletten, Dragees und Kapseln müssen – damit sie gut rutschen – immer mit ausreichend Flüssigkeit eingenommen werden.

Nach zuckerhaltigen Präparaten die Zähne putzen

Wichtig!

Frischsaft

Empfindliche Vitamine und Aromastoffe werden am besten in Frischsaft erhalten. In den letzten Jahren werden solche Zubereitungen wieder häufiger im Rahmen einer Frühjahrskur eingenommen.

Rezept

▶ Frische Kräuter grob zerteilen, in etwas kaltem Wasser einige Minuten stehenlassen, in einen Entsafter geben. Oder in einem Mixer zerkleinern, etwas Wasser dazugeben und durch ein dünnes Tuch pressen. Geeignet sind Brennessel, Löwenzahn, Brunnenkresse, Sauerampfer, Spitzwegerich und andere Frühjahrskräuter oder auch Wurzeln von Rettich, Möhren und Sellerie.

Tinktur

Tinkturen werden mit Alkohol aus frischen oder getrockneten Kräutern gewonnen. Sie enthalten viele Wirkstoffe, weil Alkohol ein gutes Lösungsmittel ist. Sie können verdünnt äußerlich für Kompressen oder Bäder verwendet werden oder in Kräutertees, auf Würfelzucker oder etwas Honig eingenommen werden. Tinkturen sind im Handel erhältlich, können aber durchaus auch selbst hergestellt werden.

Rezept

▶ Zwei Handvoll (etwa 200 Gramm) Kräuter mit 70prozentigem Alkohol übergießen und verschlossen an einem dunklen Ort zwei Wochen stehenlassen, etwa alle 2 bis 3 Tage schütteln. Durch ein dünnes Tuch auspressen und in ein Braunglas-Fläschchen abfüllen.

Kräuteressig

Mit Kräuteressig können Sie Ihre Speisen individuell würzen und die Verdauung unterstützen.

Rezept

▶ Ein paar Kräuter, Blätter mit Stengel, zum Beispiel Dill, Estragon, Thymian, in eine Flasche geben und mit hochwertigem Obstessig auffüllen. An einem warmen, hellen Ort 2 Wochen ziehen lassen, Essig und Kräuter können in der Flasche bleiben.

Arzneiöle

Arzneiöle können eingenommen (zum Beispiel Knoblauchöl) oder äußerlich angewendet werden (zum Beispiel Johanniskrautöl).

Rezept

▶ Zwei Handvoll Knospen oder gerade aufgegangene Blüten werden im Mörser zerstoßen, ein großes Schraubglas oder eine Flasche aus Weißglas zu etwa einem Drittel damit gefüllt und mit Olivenöl aufgegossen. Fest verschlossen für etwa 4 Wochen an einen warmen, möglichst sonnigen Platz stellen. Zwischendurch alle 2 bis 3 Tage schütteln. Durch ein Tuch abseihen, in dunkle Glasfläschchen abfüllen.

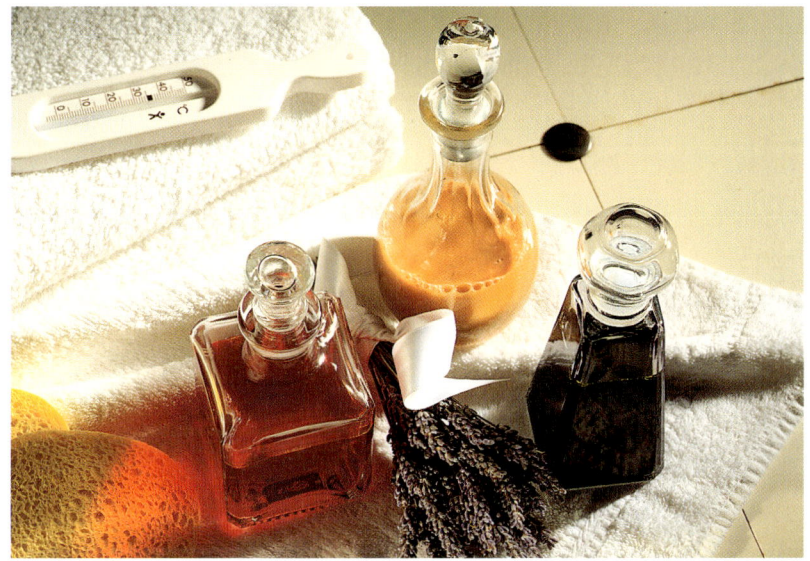

Je nach Zutaten können Kräuterbäder entspannen oder anregen

Badezusatz

Kräuterbäder reinigen, fördern die Durchblutung, lösen Verkrampfungen und wirken durch die ätherischen Öle entspannend auf Körper und Seele.

▶ Kräuter auf ein Stück dünnen, feinfädigen Stoff geben, zu einem Beutel zusammenbinden und beim Einlaufen des Wassers direkt unter den Wasserhahn hängen. 20 Minuten baden, dann das Wasser abtupfen und 30 Minuten im warmen Bett nachruhen. Morgens mit anregenden Kräutern (Rosmarin), abends mit beruhigenden (Hopfen, Melisse) baden.

Rezept

Teemischungen

In der Apotheke können Sie sich Teemischungen gegen unterschiedliche Beschwerden mischen lassen. Es gibt verschiedene Standardmischungen für Blasen- und Nierenerkrankungen, Gallenbeschwerden, Erkältungskrankheiten, gegen Halsschmerzen, Husten, Verdauungsprobleme und zur Beruhigung. Eine gute Teemischung ist aus 4 bis höchstens 7 Einzelmitteln zusammengesetzt. Wenn mehr Heilpflanzen enthalten sind, geht deren spezifische Wirkung verloren. Grundsätzlich bestehen Mischungen aus einem Haupt- oder Leitmittel, aus Ergänzungsmitteln, die das Hauptmittel unterstützen, und eventuell Geschmacks- und Verschönerungsmitteln wie Ringelblumenblüten, Malvenblüten oder Hagebuttenschalen.

▶ 1 Tasse kochendes Wasser über 1 bis 2 Teelöffel Teemischung gießen, 5 bis 10 Minuten ziehen lassen.

Rezept

Aloe vera

Pflanzensaft für die Haut

Angeblich hatten Nofretete und Kleopatra ihre unwiderstehliche Schönheit zum großen Teil der Aloe vera zu verdanken. Aber nicht nur für die Schönheitspflege wird die Pflanze seit langer Zeit benutzt. Die alten Kräuterbücher der Griechen, Römer und Chinesen loben ihre Heilwirkung bei Verbrennungen, Hämorrhoiden, zur Wund- und

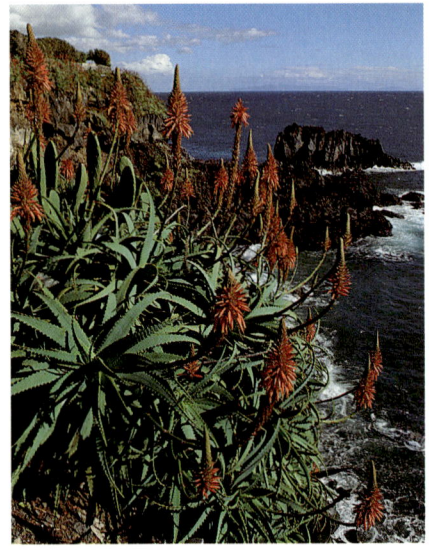

Wildwachsende Aloe vera auf Madeira

Schmerzbehandlung. Alexander der Große ließ die Verletzungen seiner Soldaten mit Aloe behandeln, die Mayas, einige Indianerstämme, aber auch tibetische Mönche entwickelten Rezepturen, die Aloe beinhalteten. Aloe dient auch heute in vielen Ländern als Zier- und Heilpflanze, in der Karibik ist Aloe-Saft noch immer ein weitverbreitetes Mittel der Volksmedizin.

So erkennen Sie die Aloe vera

Die über 200 Aloe-Arten sehen zwar aus wie Kakteen, gehören aber in die Familie der Liliengewächse; einige Arten ähneln den Agaven. Zu medizinischen Zwecken wird bei uns nur die Echte, die *Aloe vera barbadensis*, verwendet. Sie ist außer in Ost- und Südafrika auch in den trockeneren Zonen Europas, Amerikas, in Teilen Indiens und in Australien verbreitet.

Der kurze Stamm trägt an der Spitze die etwa 50 Zentimeter langen, 5 Zentimeter dicken Blätter. An ihrem Rand und an der Unterseite sitzen purpurfarbene Stacheln. Aus abgeschnittenen Blättern fließt ein wäßriger, sehr bitterer Saft. In ihrer Heimat bekommt die Aloe kerzenartige, meist orangefarbene Blüten.

Aloe vera anbauen und ernten

Die Erde muß gut wasserdurchlässig, im Frühjahr und Sommer leicht gedüngt sein

In Mitteleuropa muß die Aloe-Pflanze im Gewächshaus oder Wintergarten gehalten werden, damit ausreichend Wirkstoffe enthalten sind. Sie ist eine anspruchslose Pflanze, die im Winter nur wenig Wasser braucht. Im Sommer kann sie an einen sonnigen Standort, zum Beispiel in den Kräutergarten, ausgepflanzt werden, vor dem ersten Frost muß sie aber wieder eingetopft werden. Sie vermehrt sich auch über Ableger. Für die äußerliche Anwendung können Sie die unteren Blätter verwenden.

Was Aloe vera so wertvoll macht

Zu Heilzwecken wird der eingedickte Saft der Blätter verwendet. Von den zahlreichen Wirkstoffen, wie Vitaminen der B-Gruppe, Schleimstoffen, Mineralstoffen, dem Bitterstoff Alloin, essentiellen Aminosäuren und verschiedenen Polysacchariden (langkettige Zuckermoleküle), soll das Acemannan für die Stärkung der Abwehr verantwortlich sein. Acemannan ist eine Art »Zellschutzstoff«, der bis zur Pubertät vom menschlichen Körper gebildet werden kann, später aber über die Nahrung zugeführt werden muß. Indem es die körpereigene Abwehr stärkt, können alle Arten von Infektionen besser abgewehrt werden. Auch bei Strahlungsschäden zeigt Aloe eine positive Wirkung. Der Schleim ihrer Blätter lindert Schmerzen, hemmt Entzündungen und fördert die Wundheilung.

Zur Stärkung des Abwehrsystems, zur Heilung der Haut, für die Verdauung

Unerwünschte Nebenwirkungen

Den Frischsaft von den abgeschnittenen Blättern sollten Sie nicht einnehmen. Er wirkt sehr stark abführend und kann bei falscher Anwendung zu schwerem Kalium- und Magnesiummangel und damit zu Verstopfung oder Herzrhythmusstörungen führen.

So verwenden Sie Aloe vera

In Afrika, in der Karibik oder in Australien wird der Saft der abgeschnittenen Blätter in Gefäßen gesammelt und über dem Feuer oder im Wasserbad eingedickt und meist zu Pulver verarbeitet. Aus dem Pulver werden dann Gel für die äußere oder Saft, Ampullen, Tropfen, Tabletten, Öl, Salben oder Zäpfchen für die innere Anwendung hergestellt. Aus vielen Zubereitungen wird der Wirkstoff Alloin, der für die abführende Wirkung verantwortlich ist, entfernt.

Zubereitungen ohne Alloin können eingenommen werden

Frische Blätter

Sie wirken am besten. Die äußeren Stacheln eines (am besten älteren) Blattes wegschneiden, das Blatt auftrennen, eine Hälfte auf die betroffenen Hautstellen legen oder den Schleim aus dem Blattinneren darauf verteilen. Frische Blätter halten sich einige Tage im Kühlschrank.

Gel

Diese Zubereitung ist im Handel erhältlich und zur äußeren Anwendung bestimmt.

Saftkur

▶ 25 bis 50 Milliliter Aloe-vera-Saft aus dem Handel mit 50 Milliliter eines anderen Saftes, zum Beispiel Ananassaft, Orangensaft oder Weizengrassaft, je nach Geschmack oder erwünschter Wirkung mischen. Etwa 3 Wochen lang dreimal täglich trinken.

Gesichtsmaske

Sie können Aloe-vera-Gel einfach dick auf das Gesicht auftragen und trocknen lassen. Falls die Haut zu sehr spannt, etwas Mandel-, Jojobaöl oder ein anderes Trägeröl dazumischen.

Sie können aber auch etwas Gel jeder anderen Gesichtsmaske beimischen. Oder Sie bereiten sich selbst eine Gesichtsmaske für jeden Hauttyp zu.

▶ *Was Sie brauchen:*
1 Eßlöffel Aloe-vera-Gel, 2 Eßlöffel Speisequark
▶ *So wird's gemacht:*
Aloe-vera-Gel mit dem Quark verrühren und auf Gesicht und Hals auftragen. 20 Minuten einwirken lassen und mit lauwarmem Wasser abwaschen.

Dabei hilft Aloe vera

Aloe vera ist die ideale Pflanze, um die Haut zu pflegen, Wunden zu heilen und narbige Veränderungen zu verringern. Aber auch das Abwehrsystem kann von einer Kur profitieren.

Die wichtigsten Anwendungen auf einen Blick

Beschwerden:	Möglichkeiten der Anwendung:
Abwehrschwäche	Trinkkur mit Aloe-vera-Saft
Akne	Gel auftragen, Maske mit Gel
Narben	Mit Aloe-vera-Gel oder -Creme massieren
Sonnenbrand	Aloe-vera-Gel oder den Schleim eines frischen Blattes auftragen
Wundbehandlung	Aloe-vera-Gel oder den Schleim eines frischen Blattes auftragen

Hautpflege

Aloe vera dringt in tiefe Schichten der Haut ein und kann dort ihre Wirkung entfalten. Ihre Wirkstoffe regen die Zellen zur Regeneration an. Die Haut wird vor dem Austrocknen geschützt, sie wird glatter, weicher und erneuert sich schneller. Aloe vera schützt die Haut vor zu starker Sonneneinstrahlung und lindert Sonnenbrand. Deshalb ist sie in vielen Sonnenschutzmitteln enthalten.

▶ *Sonnenbrand:*
Tragen Sie nach dem Kühlen der Haut Aloe-vera-Gel wiederholt auf, bis die Rötung der Haut abgeklungen ist. Oder schneiden Sie ein Blatt einer Aloe-vera-Pflanze ab, und lassen Sie den Saft auf die betroffenen Stellen tropfen.

▶ *Wundbehandlung:*
Wenn Sie Aloe-vera-Gel oder Frischsaft von einem abgeschnittenen Blatt auf Wunden auftragen, heilen diese schneller und die Bildung von Narben wird gehemmt.

▶ *Narben:*
Massieren Sie in die Narbe regelmäßig Aloe-vera-Gel oder -Creme ein.

▶ *Akne:*
Tragen Sie morgens und abends Aloe-vera-Gel auf die Haut auf und machen Sie ein- bis zweimal in der Woche eine Gesichtsmaske mit Aloe-vera-Gel.

Störungen im Immunsystem

Ständig wiederkehrende Infektionen durch Bakterien, Viren oder Pilze, die sich in Form von Blasenentzündung, Erkältungen und vielen anderen Beschwerden bemerkbar machen, können mit Aloe vera wirksam abgewehrt werden. Das durch die Heilpflanze gestärkte Immunsystem soll sogar Tumorzellen deutlich besser bekämpfen können. Die Regeneration sämtlicher Körperzellen wird durch Aloe vera unterstützt, zum Beispiel bei Reparaturen des Körpers nach Schäden durch Umweltgifte oder Strahlen.

▶ *Abwehrschwäche, Allergien:*
Machen Sie eine dreiwöchige Trinkkur mit Aloe-vera-Saft, aus dem das Alloin entfernt wurde. Ideal ist eine Mischung mit Weizengrassaft zu gleichen Teilen.

▶ *Allgemeine Gesundheitsvorsorge:*
Machen Sie zum Beispiel im Frühjahr und im Herbst eine Kur mit Aloe-vera-Saft.

Rezepte

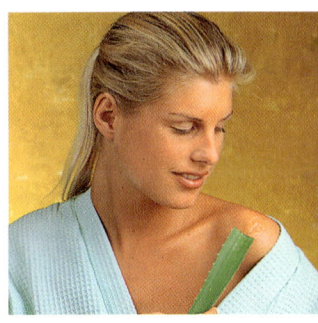

Der Frischsaft eines abgeschnittenen Aloe-vera-Blattes hilft wunderbar bei Sonnenbrand

Rezepte

Brennessel

Für Gesundheit und Schönheit

Zu Unrecht wird die Brennessel oft als Unkraut verdammt, ihre Heilwirkung ist beachtlich. Bereits in der Antike war sie eine geschätzte Heilpflanze, man verwendete sie als wassertreibendes Mittel und bei Gelenkleiden. Mit der Wurzel können die Beschwerden der gutartig vergrößerten Prostata erfolgreich behandelt werden.

Neben Kräutern angebaut, steigert die Brennessel deren Gehalt an ätherischen Ölen, unter Obstbäumen und Sträuchern verbessert sie die Ernte, Brennesseljauche wird als Düngemittel und zum Schutz vor Ungeziefer verwendet.

So erkennen Sie Brennesseln

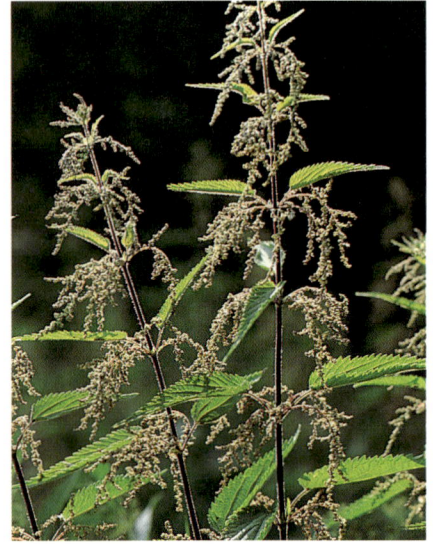

Große Brennesseln mit Blüten

Die Kleine Brennessel brennt stärker als die Große

Die Brennessel ist praktisch über die ganze Erde verbreitet, man findet sie an Häusern, Äckern, Hecken und in Wäldern. Sie bevorzugt einen sonnigen bis halbschattigen Standort und nährstoffhaltigen Boden.

Das unangenehme Brennen, wenn ihre Blätter die Haut berühren, verursachen die auf der Ober- und Unterseite der grob gezähnten Blätter sitzenden Brennhaare, die bei Berührung abbrechen und sich in die Haut spießen. Diese Eigenschaft unterscheidet die Große und die Kleine Brennessel von der Taubnessel, die keine juckenden Stellen auf der Haut hinterläßt. Die mehrjährige Große Brennessel *(Urtica dioica)* wird bis zu 1,5 Meter groß und trägt von Juni bis Oktober kleine grünliche Blüten. Ihr Wurzelstock ist weitverzweigt und schwer aus der Erde zu ziehen. Die Kleine Brennessel *(Urtica urens)* wird nur knapp 1 Meter groß, sie hat eine Pfahlwurzel. Beide tragen kleine nußartige Früchte, die oft fälschlicherweise als Samen bezeichnet werden. Die reife Frucht ist sandbraun und riecht karottenartig.

Brennesseln anbauen und ernten

Die Brennessel kann im Mai oder Juni ausgesät werden – nicht vorher, da sie hohe Bodentemperaturen zum Keimen braucht. Die Aussaat am besten mit etwas dünnem, hellem Vlies bedecken. Die Pflanze kann aber auch vermehrt werden, indem man einen Wurzelstock halbiert und die beiden Hälften getrennt einsetzt.

Geerntet werden zur sofortigen Verwendung die frischen Triebe oder zum Trocknen das ganze Kraut. Vom dritten Jahr an können im Herbst oder Frühling die Wurzeln ausgegraben werden. Die Früchte werden von September bis Oktober geerntet.

Bewahren Sie getrocknete Früchte am besten in einer Pappschachtel auf

Was die Brennessel so wirksam macht

Das Brennesselkraut enthält sehr viel Gerbstoffe, Mineralstoffe (vor allem Eisen), Vitamin C, Vitamin A, Flavonoide und in den Wurzeln unter anderem Beta-Sitosterin. In den Brennesselfrüchten wurden Eiweiß, Schleime und besonders viel ungesättigte Fettsäuren nachgewiesen. Die Brennhaare erzeugen mit geringen Mengen Azetylcholin, Serotonin und Ameisensäure das gefürchtete Brennen auf der Haut. Die Brennessel wirkt vor allem harntreibend, außerdem blutbildend, schleimlösend, und sie fördert die Gallensekretion. Traditionell wird das Brennesselkraut wegen seines Gerbstoffgehalts gegen Magenbeschwerden und Durchfall verwendet. Das Beta-Sitosterin lindert die Beschwerden der gutartigen Prostatavergrößerung. Die Früchte werden vor allem älteren Menschen als Kräftigungsmittel empfohlen.

Unerwünschte Nebenwirkungen

Gelegentlich können bei der Einnahme von Brennesselwurzel leichte Magen-Darm-Störungen eintreten. Die Brennessel soll nicht bei Wassereinlagerungen infolge einer eingeschränkten Herz- oder Nierenfunktion verwendet werden. Fragen Sie bei Herz- oder Nierenstörungen Ihren Arzt.

✚ Zum Arzt

So verwenden Sie Brennesseln

Da Brennesseln fast überall wachsen, können Sie im Frühjahr und Sommer viele der Zubereitungen selbst herstellen. Apotheken und Reformhäuser bieten außerdem verschiedene Fertigpräparate an.

Tee

▶ **Aufguß:** 1 bis 2 Teelöffel getrocknetes Brennesselkraut mit 1 Tasse kochendem Wasser übergießen, 10 Minuten ziehen lassen, dann abseihen.

▶ **Abkochung:** 1 bis 2 Teelöffel zerkleinerte, getrocknete Brennesselwurzel in einem Topf mit einer großen Tasse kaltem Wasser übergießen und zugedeckt zum Sieden bringen. Nach etwa 1 Minute zur Seite stellen und zugedeckt 10 Minuten stehenlassen, dann abgießen.

Rezepte

Tinktur

▶ Frische Wurzeln waschen und kleinschneiden und in ein Schraubglas füllen. Die Wurzelstücke mit 45prozentigem Alkohol überdecken und 3 Wochen lang ziehen lassen. Zwischendurch immer wieder schütteln, dann abseihen und in dunkle Glasflaschen füllen. Brennesseltinktur kann auch fertig gekauft werden.

Brennesselsaft

Brennesselsaft sollte jeden Tag ganz frisch mit der Saftpresse zubereitet werden. In dieser Form hat die Heilpflanze die beste Wirkung. Wer keine Saftpresse besitzt, kann zu Fertigsäften greifen.
▶ Den Saft immer mit Wasser oder noch besser mit Buttermilch im Verhältnis von 1:5 verdünnen.

T!p **Vorratshaltung**

Falls Sie nicht jeden Tag frische Brennesseln sammeln können, legen Sie sich einen Vorrat für ein paar Tage zu. In feuchte Küchentücher gewickelt, halten sich die Blätter ein paar Tage im Kühlschrank.

Früchte

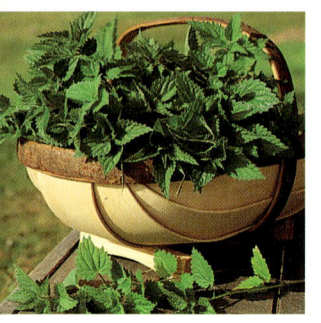

▶ Selbst gesammelte Brennesselfrüchte werden in einer Pfeffer- oder Kaffeemühle gemahlen oder im Mörser zerdrückt und können dann eingenommen oder als Auflage (Seite 161) verwendet werden.

Fertigpräparate

Zur Behandlung der gutartigen Prostatavergrößerung werden Fertigpräparate aus Brennesselwurzeln angeboten.

Aus frisch gesammelten Brennesseln können Sie auch Salat zubereiten

Spiritus

Brennesselspiritus zum Einreiben bei Gicht und rheumatischen Beschwerden erhalten Sie im Fachhandel.

Homöopathische Zubereitungen

Die Kleine Brennessel wird als homöopathische Zubereitung unter der Bezeichnung Urtica urens gegen nesselsuchtartige Hauterkrankungen, Nierenleiden und Gicht verordnet.

Dabei hilft die Brennessel

Produkte aus der Brennessel helfen vor allem bei Nieren-, Blasen- und Prostataleiden, aber auch bei allgemeinen Erschöpfungszuständen.

Die wichtigsten Anwendungen auf einen Blick

Beschwerden:	Möglichkeiten der Anwendung:
Blasenentzündung	Brennesseltee trinken
Frühjahrsmüdigkeit	Kur mit Frischsaft
Gicht	Tee trinken, Früchte einnehmen oder als Auflage, mit Brennesselspiritus einreiben
Haarausfall, Schuppen	Mit Brennesselabkochung spülen
Nierengrieß	Brennesseltee trinken
Prostatavergrößerung	Fertigpräparat oder Brennesseltinktur einnehmen
Rheumatische Beschwerden	Tee trinken, Früchte einnehmen oder als Auflage, mit Brennesselspiritus einreiben
Unreine Haut	Kur mit Brennesseltee

Frühjahrsmüdigkeit, Erschöpfung

Bei Frühjahrsmüdigkeit, aber auch bei Erschöpfungszuständen durch länger dauernde Erkrankungen oder bei psychischer Überanstrengung hilft eine Kur mit Brennessel-Frischsaft oder die Einnahme von gemahlenen Brennesselfrüchten zur Anregung der Körperfunktionen.
▶ Nehmen Sie täglich 3 Eßlöffel Brennesselsaft ein, steigern Sie die Dosis nach 3 Tagen um 1 Eßlöffel. Nehmen Sie weiter alle 3 Tage 1 Eßlöffel mehr ein, bis eine Dosis von 10 Eßlöffeln erreicht ist.

Rezept

Mischen Sie!

Kombinieren Sie für die Frischsaftkur Brennessel mit anderen Heilkräutern wie frischem Löwenzahn, Spitzwegerich, Zinnkraut, Ackerschachtelhalm, Brunnenkresse, Johanniskraut, Hopfensprossen, Bärlauch, Angelika oder sogar ein paar Gänseblümchen. Die Hälfte des Saftes sollte Brennessel sein, die andere Hälfte eine beliebige Mischung.

Harnwegserkrankungen

Brennesseltee eignet sich hervorragend zur Durchspülung der Harnwege bei Blasenentzündung und zur Vorbeugung und Behandlung von Nierengrieß. Besonders wichtig ist dabei, sehr viel zu trinken.

Rezept

▶ Trinken Sie täglich mindestens 6 bis 8 Tassen Brennesseltee.

Prostatavergrößerung (Prostatahyperplasie)

Der Arzt sollte in regelmäßigen Abständen zur Kontrolle aufgesucht werden

Die gutartige Prostatavergrößerung macht sich durch Störungen der Blasenentleerung wie einen schwachen Harnstrahl oder häufigen Harndrang bemerkbar.

Bei noch geringer gutartiger Vergrößerung der Prostata, die durch den Arzt diagnostiziert werden muß, lindern meistens pflanzliche Mittel die Beschwerden. Neben Brennesselwurzel werden auch Kürbissamen, Roggenpollen und Sägepalmenfrüchte eingesetzt.

▶ Nehmen Sie täglich die empfohlene Dosis eines Fertigpräparates oder täglich dreimal 20 Tropfen der Brennesseltinktur ein.

Rheumatische Beschwerden und Gicht

Bei Gelenk- und Muskelrheumatismus oder Gicht sollte zusätzlich zur äußerlichen Brennesselbehandlung auch Harnsäure ausgeschwemmt werden.

Rezept

▶ Trinken Sie kurmäßig über 3 Wochen täglich 5 Tassen Brennesseltee, oder nehmen Sie 1 bis 2 Eßlöffel zerstoßene Brennesselfrüchte ein. Reiben Sie die schmerzhaften Körperregionen mit Brennesselspiritus ein, oder machen Sie eine Auflage mit zerstoßenen Brennesselfrüchten.

Haut und Haare

Achtung: Brennesselsud kann helle Haare verfärben

Wegen ihrer blutreinigenden, entschlackenden Wirkung ist die Brennessel besonders gut zur Behandlung von Hautunreinheiten geeignet. Die Brennessel kann auch in Form von Kneipps Haarwuchsmittel für eine gut durchblutete Kopfhaut und damit für kräftiges Haar, gegen Schuppenbildung und vorzeitigen Haarausfall verwendet werden.

Rezepte

▶ *Unreine Haut:*
Machen Sie eine vierwöchige Kur mit täglich 4 bis 6 Tassen Brennesseltee oder Brennessel-Frischsaft wie gegen Frühjahrsmüdigkeit.

▶ *Haarausfall, Schuppenbildung:*
Für das Kneippsche Haarwuchsmittel kochen Sie 200 Gramm frischgeschnittene Brennesseln 1/2 Stunde in 1 Liter Wasser und seihen das Ganze ab. Massieren Sie vor dem Schlafengehen diese Flüssigkeit gut in die Haare und vor allem in die Kopfhaut ein.

Ginkgo

Ein Helfer fürs Gehirn

Vor fast 200 Millionen Jahren waren zahlreiche Ginkgogewächse auf der ganzen Erde verbreitet. Eine einzige Art, der Ginkgo biloba, hielt wie ein lebendes Fossil der Verdrängung durch andere Laub- und Nadelbäume stand. Überlebt hat er fast unverändert in einem kleinen Teil Ostasiens.

In der Traditionellen Chinesischen Medizin werden die Ginkgosamen bei Asthma, Husten, Ausfluß und Alkoholmißbrauch verabreicht. Die rohen Samen sollen Tumoren hemmen, die gekochten Samen die Verdauung fördern. In Europa wurden Ginkgoblätter früher als Wundpflaster eingesetzt, zu Brei gekocht auf Frostbeulen gelegt, als Tee gegen Bronchitis, Asthma, Husten, Tuberkulose, Magen-Darm-Störungen, Unfruchtbarkeit oder Stoffwechselstörungen gegeben. Heute wird Ginkgoextrakt hauptsächlich eingesetzt, um die Durchblutung im Gehirn zu verbessern.

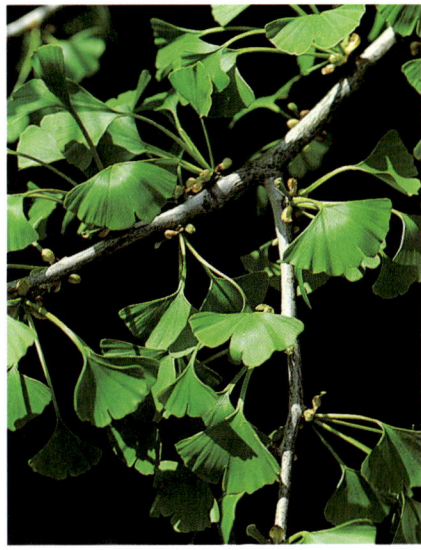

So erkennen Sie den Ginkgobaum

Der Ginkgobaum wird bis zu 40 Meter hoch und hat eine ausladende Krone mit langstieligen, zweilappigen Blättern. Er beginnt erst im Alter von 20 bis 30 Jahren zu blühen. Die Frucht ist ein nußartiges Gebilde. Ihr Kern besteht jedoch zum größten Teil aus Stärke, nicht wie bei unseren Nüssen aus Fett. In der fleischigen Außenhülle der Samen finden sich giftige Substanzen, die den Baum vor Schädlingen schützen, aber auch die Haut reizen.

Der Ginkgobaum hat unverwechselbare zweilappige Blätter

Ginkgo pflanzen und ernten

Wer seinen eigenen Baum großziehen möchte, kauft sich am besten ein kleines Ginkgopflänzchen in der Gärtnerei. Fünf Jahre lang muß der Baum vor Frost geschützt werden – er kann dann allerdings schon über zwei Meter groß sein.

Für die Herstellung der Ginkgoextrakte werden nur die Blätter verwendet. Sie kommen meist von Plantagen in Südfrankreich und Nordamerika, aber auch aus China, Japan oder Korea. Sie werden im Herbst, wenn der Wirkstoffgehalt am höchsten ist, einzeln oder an Zweigen von den Bäumen oder strauchförmigen Pflanzen geerntet.

Entfernen Sie die Hülle der Ginkgosamen immer mit Handschuhen

Was Ginkgo so wertvoll macht

Die wichtigsten Inhaltsstoffe sind Ginkgoflavonglykoside, Ginkgolide und Bilabolid aus der Gruppe der Terpenlaktone.

Ginkgoextrakt erhält vor allem im Gehirn den Energiestoffwechsel auch unter Sauerstoffmangel aufrecht und fängt Sauerstoffradikale ab. Außerdem verflüssigt er das Blut und verbessert damit die Zirkulation in den feinen Gefäßen und den Abtransport von Stoffwechselprodukten. Damit ist er ein Mittel, das nachweislich das Fortschreiten der Alzheimer-Krankheit verzögern kann.

Gut gegen alle Durchblutungsstörungen am Kopf

Unerwünschte Nebenwirkungen

Die Einnahme von Zubereitungen aus Ginkgoblättern ist unbedenklich, allergische Reaktionen sind selten.

Da Ginkgosamen leicht giftig sind, sollten Kinder sie gar nicht zu sich nehmen und Erwachsene nicht in größeren Mengen.

Die Hülle der Samen darf nicht verwendet werden, weil sie schwere Magen-Darm- oder Nierenentzündungen hervorrufen kann.

So verwenden Sie Ginkgo

Sie können Ginkgo, außer zu Tee, nicht selbst zu Arzneimitteln verarbeiten. Die Wirkstoffe der Ginkgoblätter werden meist durch alkoholische Auszüge nutzbar gemacht. Hierfür gibt es Verfahren, die einige Substanzen entfernen, die die Wirkung beeinträchtigen oder giftige Eigenschaften besitzen.

Tabletten oder Tropfen

Ein Spezialextrakt aus den grünen getrockneten Blättern ist als Tabletten oder Tropfen erhältlich. Die Präparate (auch in Form von Brausetabletten) können Sie nur in Apotheken kaufen. Es gibt auch spezielle Tropfen ohne Alkohol.

Tee

Diese Zubereitung schmeckt gut und würzig, ihre Wirkung ist jedoch nicht nachgeprüft.

Rezept

▶ 1 bis 2 Teelöffel getrocknete Ginkgoblätter mit 1 Tasse kochendem Wasser übergießen, 10 Minuten ziehen lassen und abseihen. Nach Geschmack mit Honig süßen.

Dabei hilft Ginkgo

Wichtig: Die Beschwerden, gegen die Ginkgo eingesetzt werden kann, sollten grundsätzlich von einem Arzt abgeklärt werden.

✚ Zum Arzt

Die wichtigsten Anwendungen auf einen Blick

Beschwerden:	Möglichkeiten der Anwendung:
Durchblutungsstörungen	Fertigpräparat einnehmen
Nachlassendes Gedächtnis	Fertigpräparat einnehmen
Ohrgeräusche	Fertigpräparat einnehmen
Schwindel	Fertigpräparat einnehmen

Nachlassende Gedächtnisleistung

Nachlassende Gedächtnisleistung oder Konzentration und depressive Verstimmung – zum Beispiel bei der Alzheimer-Erkrankung – werden durch Ginkgo gebessert, der Verlauf der Erkrankung kann im Idealfall aufgehalten werden. Noch funktionsfähige Nervenzellverbände sollen zu optimaler Leistung angeregt und gegen schädigende Einflüsse geschützt werden. Die Wirksamkeit von Ginkgoextrakten – nicht jedoch von Tee – ist bei diesen Erkrankungen eindeutig belegt.

Ginkgopräparate werden von den Krankenkassen bezahlt

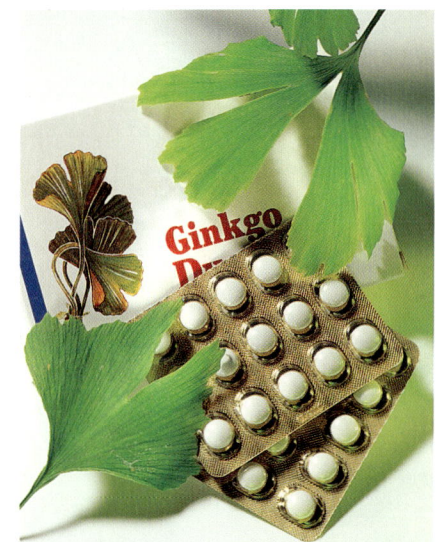

Durchblutungsstörungen der Beine

Wenn beim Gehen immer wieder heftige Schmerzen auftreten, weil die Blutversorgung der Beine verringert ist (periphere arterielle Verschlußkrankheit), verlängert Ginkgo, kombiniert mit einem Gehtraining, die schmerzfreie Gehstrecke.

Ohrgeräusche und Schwindel

Auch zur Behandlung von Ohrgeräuschen, Schwindel und Kopfschmerzen, die von Durchblutungsstörungen verursacht werden, eignet sich die Heilpflanze.
Wichtig: Bei plötzlicher Schwerhörigkeit oder bei vollständigem Hörverlust sollten Sie sofort einen Arzt aufsuchen. Häufige Schwindelgefühle müssen ebenfalls durch einen Arzt abgeklärt werden.

✚ Sofort zum Arzt

Ginseng

Allheilmittel für Körper und Seele

In der Heilkunde Ostasiens hat die Ginsengpflanze schon seit Jahrtausenden ihren festen Platz. Ihr chinesischer Name lautet »jen-shen« und bedeutet soviel wie »Menschenwurzel«. Weil sie auf sanfte Weise die Harmonie zwischen Körper und Seele wiederherstellt, wurde sie zur »Königin der Heilmittel«. 1842 erhielt die Ginsengpflanze den Zusatz »Panax«, was soviel wie Allheilmittel bedeutet.

Schon Mitte des 9. Jahrhunderts v. Chr. soll die Wurzel von arabischen Seefahrern nach Europa gebracht worden sein. Zwischen Ende des 17. Jahrhunderts und Mitte des 19. Jahrhunderts wurde sie vor allem am Hof als Stärkungsmittel geschätzt. Als dann die weniger wirkungsvollen amerikanischen Ginsengwurzeln die teuren asiatischen verdrängten, schwand die Begeisterung wieder.

Heute verwenden Chinesen und Koreaner Ginseng als Gewürz, trinken ihn als Tee und kauen die Wurzelstücke als Vorsorge vor Krankheiten und Schäden durch Umweltgifte. Es gibt ihn in Form von Pillen, Gelee, Kaugummi, Limonade, Bonbons, Körpercreme, Haarwaschmittel und sogar Zigaretten. Auch die Europäer sind wieder bereit, für qualitativ gute Wurzeln den entsprechenden Preis zu zahlen.

So erkennen Sie Ginseng

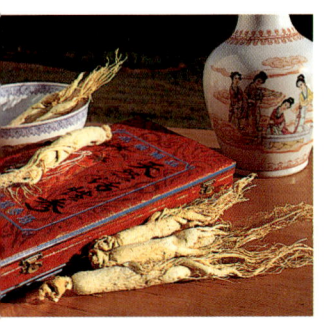

*Ginsengwurzeln
schmecken bitter
und leicht süßlich*

Die Heimat des wilden Ginsengs *(Panax ginseng C. A. Meyer)* sind die Bergwälder der nördlichen gemäßigten Klimazonen Asiens, Nordostchina und die koreanische Halbinsel. Aber auch in Japan, Thailand, Rußland, Kanada und Nordamerika wird das Heilmittel, allerdings schlechterer Qualität, angebaut.

Die mehrjährige Staudenpflanze wird knapp einen Meter groß. Am Ende eines dünnen, unverzweigten Stengels wachsen gezackte Blätter. Die Pflanze bekommt kräftig rote, eßbare Beeren. Der arzneilich verwendete Teil der Ginsengpflanze ist ihre lange, fleischige, hellgelbe bis braune Wurzel mit vielen langen zarten Haarwurzeln. Sie duftet aromatisch und schmeckt gleichzeitig bitter und leicht süßlich.

Ginseng pflanzen und ernten

Der Ginsenganbau ist sehr schwierig und pflegeintensiv. Die Samen brauchen zum Keimen bis zu zwei Jahre. Aus den chinesisch-koreanischen Wurzeln entstehen je nach Verarbeitung Weißer oder Roter

Ginseng: Der Weiße Ginseng wird nach vier Jahren geerntet, schnell getrocknet und verarbeitet. Für den besonders wertvollen Roten Ginseng werden die frisch geernteten mindestens sechsjährigen Pflanzen aus dem Hochland mit Wasserdampf konserviert und danach getrocknet. Dabei werden die Wurzeln sehr hart, fast durchscheinend und bekommen eine rötlich-orange Farbe.

Die Qualität des Ginsengs ist abhängig von der Sorte und dem Anbau

Was Ginseng so wertvoll macht

Die Hauptwirkstoffe der Wurzeln sind die Ginsenoside, die in sehr hoher Konzentration vor allem in den feinen Haarwurzeln vorhanden sind. Außerdem sind ätherische Öle, Vitamine, Mineralstoffe und Spurenelemente enthalten. Durch den besonderen Konservierungsprozeß entsteht im Roten Ginseng der Wirkstoff Maltol, der vermutlich Alterungsprozessen vorbeugt.

Der amerikanische Ginseng besitzt ein kleineres Spektrum an Ginsenosiden

Ginseng regt das Zentralnervensystem an, Nervenreize werden schneller weitergeleitet, und die Körperzellen nehmen den Sauerstoff besser auf. Immunsystem, Blutdruck, Blutzucker und Stoffwechsel werden reguliert; die Darmflora wird günstig beeinflußt. Giftstoffe im Organismus werden in kürzerer Zeit abgebaut. Außerdem steigert die Ginsengwurzel kurzfristig die Leistung und schützt den Organismus vor Schäden durch Strahlungen, Infektionen, Gifte und vor den Auswirkungen von körperlichem und psychischem Streß.

Unerwünschte Nebenwirkungen

Ginseng kann ohne Bedenken über längere Zeit eingenommen werden. Wird die Dosierungsempfehlung eingehalten, treten weder Nebenwirkungen noch Abhängigkeit auf.

So verwenden Sie Ginseng

Kaufen Sie am besten auf den Gehalt an Ginsenosiden standardisierte Präparate in Apotheken und Reformhäusern. Ginsengpräparate mit deutscher Arzneimittelzulassung unterliegen der Qualitätskontrolle des Bundesinstituts für Arzneimittel. Der Unterschied im Preis ist meist im Ginsenosid-Gehalt begründet.

Auch chronisch kranke und alte Menschen können Ginseng langfristig einnehmen

Extrakte

Extrakte haben einen sehr hohen Wirkstoffgehalt, sind in der Regel gut löslich, Pestizidrückstände sind beseitigt. Sie werden meist als Granulat, Pulver, Dickextrakt oder Tabletten angeboten.

Loses Pulver

Dies ist die in der traditionellen chinesischen Medizin übliche Darreichungsform. Das Pulver wird auch in Kapseln gefüllt, so daß es einfach zu dosieren ist.

Tee

Auch fertige Teezubereitungen gibt es zu kaufen, allerdings ist dies oft kein reines Ginsengprodukt mehr, manche Tees enthalten beispielsweise Zucker.

Tonikum

Fertiges Tonikum ist oft qualitativ nicht so hochwertig, dasselbe gilt für Elixiere oder Mixturen mit anderen Wirkstoffen. Ginseng ist hier meist nur in geringen Mengen enthalten.

Frische und getrocknete Wurzeln

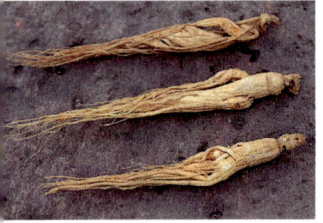

Frische Wurzeln enthalten meist viele Konservierungsstoffe. Getrocknete Wurzel sind schwer zu kauen, mit Honig gesättigt, können sie an der eingekerbten Dosiermarkierung abgebrochen und so besser gekaut werden. Reinheit und Wirkstoffgehalt sind nicht erkennbar.

Dabei hilft Ginseng

Ihr Therapeut sollte Erfahrung in der Traditionellen Chinesischen Medizin haben

Ginseng ist fast ein »Allheilmittel«, da er den gesamten Organismus stärkt. Vor allem unsere chronischen Zivilisationskrankheiten sind das beste Einsatzgebiet für ihn.

Psychische und körperliche Überanstrengung

Prüfungsstreß, sportliche Höchstleistungen, Ärger in der Arbeit oder familiäre Krisen sind nur einige Gründe für eine Überlastung des Organismus. Auch Schadstoffe oder Strahlungen in der Wohnung oder am Arbeitsplatz können nachlassende Leistungs- und Konzentrationsfähigkeit verursachen. Suchtschäden, zum Beispiel durch starkes Rauchen, verstärken das Beschwerdebild.
Wer in Phasen solcher Überlastung an Konzentrationmangel, Kopfschmerzen oder Müdigkeit leidet, profitiert von Ginseng. Er kann die Streßtoleranz des Organismus und damit die geistige und körperliche Leistungsfähigkeit erhöhen. Als ausgleichende Heilpflanze beruhigt

Die wichtigsten Anwendungen auf einen Blick

Beschwerden:	Möglichkeiten der Anwendung:
Abwehrschwäche	Kur mit Ginseng
Chemo-, Strahlentherapie	Ginsengkur vor, während und nach der Therapie
Chronische Erkrankungen	Dauerhaft täglich Ginseng einnehmen
Kreislaufschwäche	Ginseng einnehmen
Potenzstörungen	Kur mit Ginseng
Psychische oder körperliche Erschöpfung	Kur mit Ginseng
Röntgenaufnahmen	Vorher dreifache Dosis Ginseng, danach 4 Wochen Ginsengkur

er, ohne jedoch zu dämpfen, wie dies synthetische Beruhigungsmittel tun. Und gleichzeitig wirkt er aktivierend, ohne aufzuputschen.

▶ Nehmen Sie vor und während kurzfristiger Streßphasen, beispielsweise einem wichtigen Termin, einer Prüfung oder sportlicher Leistung, bis zu 3 Gramm Ginseng täglich über 1 Woche ein, danach setzen Sie die Kur noch etwa 4 Wochen mit der normalen Dosierung von 1 bis 2 Gramm fort. Nach einer Pause von mindestens 4 Wochen können Sie die Kur wiederholen.

Rezept

Chronische Erkrankungen

Ginseng stärkt das Immunsystem. Dadurch treten Erkältungskrankheiten unter einer Ginsengtherapie seltener auf. Die Abwehrkräfte werden auch gegen Tumorzellen mobilisiert, so daß Ginseng ebenso zur Prophylaxe von Tumorerkrankungen geeignet ist.

Durch seine regulierende Wirkung auf den gesamten Stoffwechsel kann Ginseng erfolgreich bei so unterschiedlichen Erkrankungen wie Gicht, Rheuma, Bluthochdruck, bei erhöhten Blutfetten, Arteriosklerose oder Diabetes langfristig unterstützend eingesetzt werden. Die mit diesen Erkrankungen zusammenhängenden Befindlichkeitsstörungen wie Nervosität, Schlafstörungen, Depressionen, Müdigkeit und insgesamt eingeschränkte Leistungsfähigkeit verringern sich meist deutlich. Nach überstandenen Krankheiten, zum Beispiel nach schweren Infektionen, hilft Ginseng dem Organismus, wieder zu Kräften zu kommen.

Die Nebenwirkungen einer Chemo- oder Radiotherapie werden gelindert

Wichtig!

Wichtig: Bei allen hier genannten Erkrankungen kann Ginseng – in Absprache mit dem Arzt – zusätzlich zu der verordneten Therapie genommen werden. Auf keinen Fall dürfen Medikamente abgesetzt und durch Ginseng ersetzt werden.

Rezepte

▶ *Vorsorge:*
Um chronischen Zivilisationskrankheiten vorzubeugen, können Gesunde – zusätzlich zu einer entsprechenden Lebensweise – vierwöchige Kuren mit täglich 1 bis 2 Gramm Ginseng durchführen.

▶ *Bei chronischen Krankheiten:*
Wenn Sie an einer chronischen Krankheit leiden, können Sie täglich 1 bis 2 Gramm Ginseng, auch über Monate oder Jahre hinweg, einnehmen. Tritt eine besondere Belastung oder ein Krankheitsschub auf, erhöhen Sie die Dosis auf 3 bis 5 Gramm über 1 bis 2 Wochen.

▶ *Röntgenaufnahmen:*
Nehmen Sie 2 Tage vor einer Röntgenaufnahme die dreifache Dosis Ginseng (3 bis 6 Gramm) täglich in zwei Portionen ein, anschließend die normale Dosis von 1 bis 2 Gramm über etwa 4 Wochen, bei chronischen Erkrankungen auch länger.

▶ *Chemo- oder Strahlentherapie:*
Nehmen Sie 2 Tage vor Beginn der Therapie täglich 5 Gramm Ginseng in zwei Portionen ein. Während der Therapie nehmen Sie dann täglich 3 Gramm Ginseng, anschließend weiterhin mindestens 1 Jahr lang täglich 1 bis 2 Gramm ein.

Alterserscheinungen

Ginseng unterstützt auf sanfte Weise die verschiedenen Regelmechanismen des Körpers, die in fortgeschrittenem Alter schlechter funktionieren. Beispielsweise verläuft die Hormonumstellung während der Wechseljahre bei einer Unterstützung durch Ginseng »nebenwirkungsärmer«. Zudem konnte bei älteren Menschen eine deutliche Stimmungsaufhellung beobachtet werden.

Rezept

▶ Machen Sie regelmäßig zweimal jährlich eine Kur mit Ginseng. Nehmen Sie dazu täglich 1 bis 2 Gramm Ginseng über 4 Wochen ein.

Potenzstörungen

Ist die Potenz wegen zu wenig sexueller Energie, Streß oder einem leichten Mangel an Geschlechtshormonen verringert, kann Ginseng die männliche und weibliche Libido günstig beeinflussen. In manchen Fällen kann sogar die Zahl der Spermien gesteigert und damit die Fruchtbarkeit verbessert oder wiederhergestellt werden.

Rezept

▶ Nehmen Sie kurmäßig über einen Zeitraum von 4 Wochen täglich 2 Gramm Ginseng ein. Wiederholen Sie die Kur nach 4 Wochen Pause.

Johanniskraut

Pflanze für ein sonniges Gemüt

Johanniskraut war schon vor Jahrhunderten die »Sonnenpflanze«, die das Dämonische vertreibt und Licht in das verdunkelte Gemüt bringt. Die Pflanze soll dem Blut des Täufers Johannes entsprossen sein. Viele Legenden und Mythen sind um das Kraut entstanden, das angeblich bösen Zauber bannt, den Teufel verjagt und die Kraft der Hexen beeinflußt.

Paracelsus hat vor mehr als 450 Jahren die Wirkung des Johanniskrauts »... in der Heilung der Wunden und Knochenbrüche und in aller Zerknirschung ....« überschwenglich gelobt. Damals zählte das Kraut zu den beliebtesten und bekanntesten Heilpflanzen und wurde bei Schwermut und Melancholie, bei Wunden und Geschwüren, Hexenschuß oder Menstruationsbeschwerden verabreicht. Inzwischen hat die Wissenschaft vor allem seine stimmungsaufhellende Wirkung bestätigt; damit hat die Heilpflanze ihre alte Bekanntheit wiedererlangt.

So erkennen Sie das Echte Johanniskraut

Das Johanniskraut oder »Tüpfelhartheu« *(Hypericum perforatum)* wächst in fast ganz Europa und Westasien auf trockenen, kalkhalti-

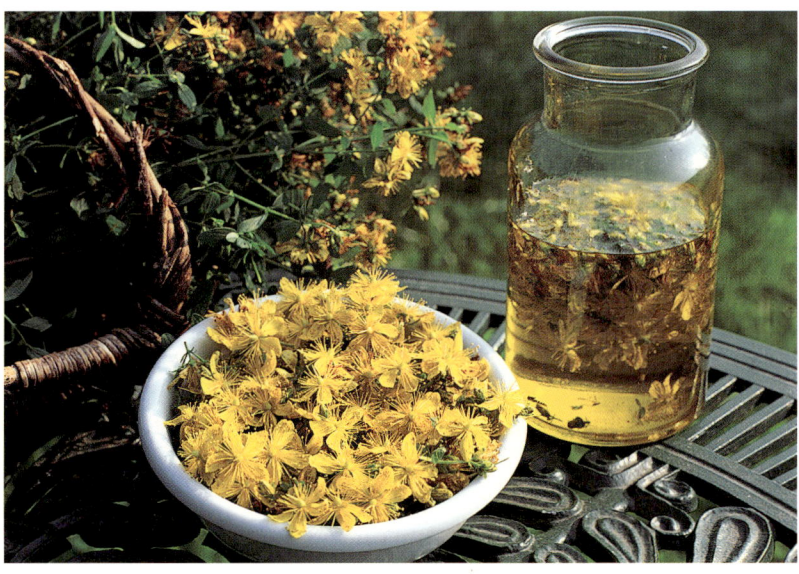

Johanniskraut-blüten, getrocknet und in Öl

gen oder lehmigen Böden. Man findet es an Bahndämmen, Flußböschungen, Weg- und Waldrändern. Das Kraut wird knapp einen Meter groß. Zu medizinischen Zwecken wird nur das Echte Johanniskraut verwendet, das man an den zweikantigen Stengeln und den Blättern erkennt, die, werden sie gegen das Licht gehalten, durchlöchert scheinen.

In der Zeit um Johanni, dem 24. Juni, steht die Pflanze in voller Blüte. Die sonnengelben Blütenblätter haben dunkle Punkte und sondern einen bläulichroten Farbstoff ab, wenn man sie zerreibt.

Auch als Blutkraut, Christi Kreuzblut oder St.-Johanni-Blut bekannt

Johanniskraut anbauen und ernten

Im eigenen Garten wächst die Pflanze mit den goldgelben Blüten prächtig. Sie können sie Ende März in flache Schalen selbst aussäen. Stellen Sie die Schalen an einen warmen, hellen Platz, und halten Sie sie immer leicht feucht. Die kräftigsten Keimlinge setzen Sie dann bei einer Größe von etwa 4 Zentimetern im Abstand von 30 Zentimetern an einen sonnigen Platz im Garten. Sie können Johanniskrautpflanzen allerdings auch in der Gärtnerei kaufen.

Johanniskraut wird am besten einige Tage vor und nach Johanni geerntet, da es dann die meisten Wirkstoffe enthält. Schneiden Sie die oberen, nicht verholzten Teile des blühenden Krautes mit einem Messer oder einer Baumschere knapp über dem Erdboden ab. Binden Sie das Kraut zu lockeren Sträußen, und hängen Sie es an einem luftigen, schattigen Platz zum Trocknen auf.

Was das Johanniskraut so wertvoll macht

Der bedeutendste Wirkstoff des Johanniskrauts ist das Hypericin, das in dem roten Sekret der Blüten enthalten ist. Außerdem wurden Hyperforin, das zusammen mit dem Hypericin wahrscheinlich für die antidepressive Wirkung verantwortlich ist, Flavonoide, Gerbstoffe und ätherische Öle in allen oberirdischen Teilen der Pflanze nachgewiesen.

Es besteht keine Suchtgefahr

Besonders bemerkenswert ist die Wirkung der Heilpflanze auf das Nervensystem und die Psyche: Starke Nervenreize werden gewissermaßen abgeschirmt, depressive Verstimmungen ausgeglichen. Die Johanniskrautpräparate sind bei leichten bis mittelschweren Depressionen den synthetischen Medikamenten (Antidepressiva) ebenbürtig. Im Vergleich zu diesen hat die Heilpflanze aber fast keine Nebenwirkungen.

Außerdem werden mit Johanniskraut Wunden geheilt und Schmerzen gestillt, es regt die Produktion von Verdauungssäften an und soll die Vermehrung von Viren hemmen.

Unerwünschte Nebenwirkungen

Eine mögliche Nebenwirkung des Johanniskrauts ist eine erhöhte Lichtempfindlichkeit des Körpers. Sehr hellhäutige Menschen, die Johanniskraut einnehmen, sollten daher intensive Sonnenbäder oder Solarien meiden. Mit Johanniskrautöl eingeriebene Hautstellen sollten nicht der Sonne ausgesetzt werden.

Hellhäutige Menschen sollten sich vor Sonne schützen

So verwenden Sie Johanniskraut

Die Wirkung von Johanniskraut zeigt sich ebenso im Tee wie in der Tinktur oder im Öl. Die gleichmäßigste Konzentration der Wirkstoffe ist in den Fertigpräparaten gegeben.

Tee

Aus den Blüten und Blättern kann Johanniskrauttee selbst hergestellt oder fertig gekauft werden. Er kann mit heißem oder kaltem Wasser zubereitet werden. Der mit kochendem Wasser aufgegossene Tee, der Aufguß, schmeckt besser, die kalt aufgesetzte Abkochung enthält weniger Gerbstoffe und wird von manchen Menschen besser vertragen.

▶ **Aufguß:** 1 bis 2 Teelöffel feingeschnittenes, getrocknetes Johanniskraut mit 1 Tasse kochendem Wasser übergießen, den Guß abdecken, damit die ätherischen Öle nicht entweichen. 10 Minuten ziehen lassen, danach abseihen. Warm, eventuell mit etwas Honig gesüßt, trinken.

▶ **Abkochung:** 1 bis 2 Teelöffel feingeschnittenes, getrocknetes Johanniskraut in einem Topf mit 1 großen Tasse kaltem Wasser übergießen, zugedeckt zum Sieden bringen. Nach etwa 5 Minuten abgießen, warm trinken.

Rezepte

Öl (Rotöl)

Das Johanniskrautöl entsteht aus den frischen Blüten. Sie können es ebenfalls selbst herstellen oder fertig kaufen.

▶ *Was Sie brauchen:*
frische Johanniskrautknospen oder -blüten, Olivenöl

▶ *So wird's gemacht:*
Zwei Handvoll Knospen oder gerade aufgegangene Blüten im Mörser zerstoßen, ein großes Schraubglas oder eine Flasche aus Weißglas zu etwa einem Drittel damit füllen und mit Olivenöl aufgießen. Das fest verschlossene Gefäß für etwa vier Wochen an einen warmen,

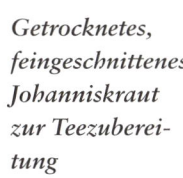

Getrocknetes, feingeschnittenes Johanniskraut zur Teezubereitung

möglichst sonnigen Platz stellen. Das Öl bekommt während dieser Zeit eine leuchtend rote Farbe und kann durch ein Tuch abgeseiht werden. In gut verschließbaren Fläschchen dunkel aufbewahren.

Tip

Auf die warme Haut

Wenn Sie Johanniskrautöl äußerlich anwenden, sollten Sie die Haut, wenn möglich, etwas warm reiben. Dann können die Wirkstoffe besonders gut aufgenommen werden.

Tinktur

Auch diese Zubereitung wird fertig gekauft oder selbst hergestellt.

Rezept

▶ *Was Sie brauchen:*

frische oder getrocknete Kräuter, 1/2 Liter 70prozentiger Alkohol

▶ *So wird's gemacht:*

Eine Handvoll frische oder getrocknete Kräuter mit dem Alkohol aufgießen. Den Aufguß fest verschlossen an einem dunklen Ort zwei Wochen lang stehenlassen. Zwischendurch immer wieder kräftig durchschütteln. Danach durch ein dünnes Tuch abgießen und das Kraut ausdrücken. Bewahren Sie die Tinktur in einer dunklen Glasflasche an einem dunklen Ort gut verschlossen auf.

Fertigpräparate

Zur Behandlung von depressiven Verstimmungen werden standardisierte und hochdosierte Präparate in der Apotheke angeboten. Sie enthalten garantiert die ausreichende Menge an Wirkstoffen. Nehmen Sie täglich 1 Gramm Johanniskrautextrakt zu sich.

Gesichtsdampfbad

Rezept

▶ Eine Handvoll getrocknetes Johanniskraut in eine Schüssel geben, mit etwa 2 Liter heißem Wasser aufgießen. Den Kopf über den Dampf halten, ein Handtuch zeltartig über Kopf und Schüssel breiten. Etwa 10 Minuten lang die aufsteigenden Dämpfe einatmen.

Wichtig!

Wichtig: Kinder sollten bei dieser Art der Anwendung wegen der Verbrühungsgefahr unbedingt beaufsichtigt werden!

Homöopathische Zubereitungen

Auch in der Homöopathie wird Johanniskraut bei Nervenverletzungen und Nervenschmerzen, als Wundheilmittel und bei depressiven Störungen verwendet.

Dabei hilft Johanniskraut

Johanniskraut wird sehr vielfältig eingesetzt, vor allem dann, wenn nervöse Störungen an den Beschwerden beteiligt sind.

Die wichtigsten Anwendungen auf einen Blick

Beschwerden:	Möglichkeiten der Anwendung:
Bettnässen bei Kindern	Tee, Bauch und Oberschenkelinnenseiten mit Öl einreiben
Blähungen bei Kindern	Tee trinken
Depressive Verstimmung	Tee trinken oder Fertigpräparat einnehmen
Gürtelrose	Mit Öl betupfen, Tee trinken oder Fertigpräparat einnehmen
Konzentrationsstörungen, Nervosität	Tee trinken, Fertigpräparat einnehmen
Lippenherpes	Mit Öl betupfen
Muskelschmerzen	Massage und warme Wickel mit Öl
Nervenschmerzen	Tee trinken, Fertigpräparat einnehmen, warme Kompressen
Rückenschmerzen	Warme Kompressen mit Öl
Schlafstörungen	Tee trinken, Fertigpräparat einnehmen, warme Bauchwickel
Sonnenbrand, leichte Verbrennungen	Öl auftragen
Wunden	Kompressen, Öl auftragen

Psychische Störungen

Eine depressive Verstimmung äußert sich in gedrückter Stimmung, Müdigkeit und Antriebsarmut, die Konzentrationsfähigkeit nimmt ab. Häufig kommen auch Eß- und Schlafstörungen hinzu. Oft treten diese Symptome in den Wintermonaten auf, wenn der Organismus nicht ausreichend mit Licht versorgt wird. Neben Spaziergängen an der frischen Luft hilft Johanniskraut den meisten Menschen über diese dunkle Zeit. Nervenberuhigend wirkt die Heilpflanze bei leichten Angstzuständen oder geistiger Überforderung, zum Beispiel in Prüfungszeiten und bei damit verbundenen Schlafstörungen.

Bei der Einnahme von Johanniskraut müssen Sie etwas Geduld haben: Eine leichte Besserung ist zwar sofort zu spüren, seine vollständige Wirkung entfaltet es jedoch erst nach etwa drei Wochen.

✚ Zum Arzt

> **❗ Bitte beachten Sie**
>
> Bei Depressionen, die über eine Verstimmung hinausgehen, oder bei Verdacht auf andere psychische Erkrankungen sollte in jedem Fall ein Arzt aufgesucht werden. Hier kann auf synthetische Psychopharmaka manchmal nicht verzichtet werden. Die Einnahme von solchen Arzneimitteln darf auf keinen Fall ohne Rücksprache mit dem behandelnden Arzt unterbrochen werden.

Rezepte

▶ *Leicht gedrückte Stimmung:*
Stellen Sie nach den oben genannten Grundrezepten einen Aufguß oder eine Abkochung aus Johanniskraut her, trinken Sie davon zum Beispiel während der Wintermonate täglich 2 bis 3 Tassen. Beginnen Sie am besten mit dieser Teekur schon im Oktober.

▶ *Leichte bis mittlere depressive Verstimmung:*
Fühlen Sie sich durch die oben beschriebenen Symptome im Alltag eingeschränkt, dann greifen Sie zu hochdosierten Johanniskraut-Fertigpräparaten aus der Apotheke.

▶ *Schlafstörungen:*
Lassen Sie sich in der Apotheke einen Tee aus 20 Gramm Johanniskraut, 10 Gramm Melisse, 10 Gramm Hopfen und 10 Gramm Lavendel mischen. Überbrühen Sie 1 gehäuften Teelöffel davon mit 1 Tasse heißem Wasser, trinken Sie ihn eine Stunde vor dem Schlafengehen.

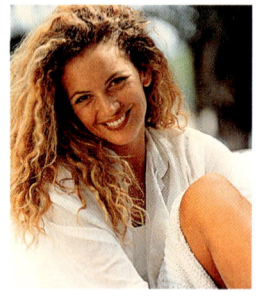

Ausgeglichenheit und Optimismus durch Johanniskraut

Wunden und Verbrennungen

In der Volksmedizin hat das Johanniskraut schon sehr lange auch als Wundheilmittel bei Ausschlägen, Geschwüren, Akne oder scharfen und stumpfen Verletzungen und auch bei Sonnenbrand einen sehr guten Ruf. Vor allem das Johanniskrautöl fördert die Heilung, wirkt antibakteriell und schmerzlindernd.

Rezepte

▶ *Wundbehandlung:*
Tränken Sie einige Lagen einer Mullbinde mit Rotöl und legen Sie sie auf die Wunde. Erneuern Sie die Auflage alle 2 Stunden.

▶ *Sonnenbrand:*
Leichte Verbrennungen sollten Sie zuerst ausgiebig kühlen. Dazu machen Sie ein Handtuch naß, wringen es aus und legen es auf die betreffende Stelle. Oder Sie bestreichen diese fingerdick mit Quark. Ist das Hautareal gut gekühlt, entfernen Sie Handtuch oder Quark und reiben die geröteten Stellen vorsichtig mit Johanniskrautöl ein. Wiederholen Sie das dreimal täglich oder nach Bedarf.

Muskel- und Nervenschmerzen

Bei Muskelschmerzen verschiedener Ursache wie Verspannungen oder rheumatischen Erkrankungen hilft das Einreiben mit Johanniskrautöl. Dasselbe gilt für Nervenschmerzen, etwa bei Trigeminusneuralgie, Ischiasreizung oder Hexenschuß.

▶ *Prellungen und Zerrungen:*
Reiben Sie die betroffenen Stellen mehrmals täglich vorsichtig mit Johanniskrautöl ein, wenn möglich, leicht massieren.

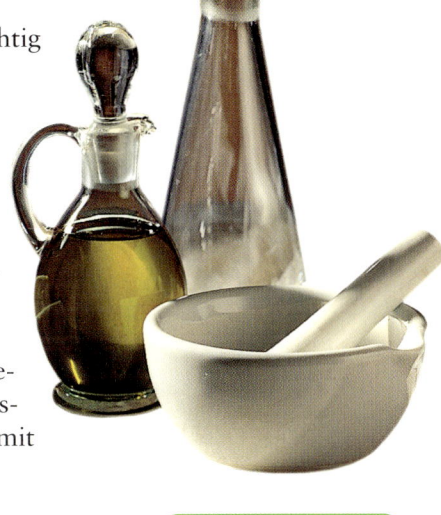

Rezept

Virusinfektionen

Das Johanniskraut scheint nicht nur schmerzlindernd und entspannend, sondern sogar antiviral zu wirken. Es wird daher in der Volksmedizin schon lange bei Herpes-Infektionen eingesetzt.

▶ *Gürtelrose:*
Bestreichen Sie unterstützend zur ärztlichen Therapie die befallene Region mehrmals täglich vorsichtig mit Johanniskrautöl. Ziehen Sie am besten ein altes Unterhemd an, damit die Kleidung nicht das Öl aufnimmt.

▶ *Lippenherpes:*
Tupfen Sie bei den ersten Anzeichen von Lippenbläschen sofort etwas Johanniskrautöl oder -tinktur darauf. Die Stelle sollte ständig benetzt sein. Meist kann so der schmerzhafte Prozeß aufgehalten werden.

Rezepte

Kinderheilkunde

Johanniskraut wirkt hervorragend bei Bauchschmerzen oder Bettnässen. Es kann Kindern wegen seiner guten Verträglichkeit bedenkenlos gegeben werden.

▶ *Blähungen oder unspezifische Bauchschmerzen:*
Reiben Sie Säuglingen und Kleinkindern, eventuell nach einem warmen Bad, den Bauch im Uhrzeigersinn mit Johanniskrautöl ein.

Rezepte

▶ *Bettnässen:*
Die Ursache dafür liegt oft in psychischen Störungen. Geben Sie dem Kind am frühen Nachmittag 1 Tasse Johanniskrauttee zu trinken, eventuell mit Honig gesüßt. Reiben Sie zusätzlich vor dem Einschlafen den Unterbauch und die Oberschenkel-Innenseiten des Kindes mit Johanniskrautöl ein. Das hilft gegen Wundwerden der Haut und sensibilisiert die Beckenmuskulatur, die unter anderem die Blasenentleerung beeinflußt.

Kamille

Ein sanftes, vielseitiges Heilkraut

Die Echte Kamille ist eine der bekanntesten und auch vielseitigsten Heilpflanzen. Viele Menschen begleitet sie als Schmerzstiller, Krampflöser oder Wundenheiler vom Säuglings- bis ins Greisenalter. Und das hat sich über Jahrtausende hinweg kaum verändert: Schon in der Antike wurde die Kamille ähnlich verwendet wie heute. Im alten Ägypten wurde sie als Blume des Sonnengottes verehrt. Sogar unsere steinzeitlichen Vorfahren scheinen ihre Heilwirkung gekannt zu haben. Die Kamille gehört zu den am besten erforschten Heilpflanzen.

So erkennen Sie die Echte Kamille

Die in Europa, Nordamerika und Australien weitverbreitete, recht anspruchslose Kamille *(Chamomilla recutita, Matricaria chamomilla)* wächst auf Brachland, verwilderten Schuttplätzen oder an Wegrändern. Die Echte Kamille, die für medizinische Zwecke verwendet wird, wird bis zu einem halben Meter hoch und hat einen runden, verzweigten Stengel mit fiederigen grüngelben Blättern. An den einzelnen Sproßspitzen sitzen die Blütenköpfchen mit dem gewölbten Blütenboden, unzähligen Scheibenblüten und einem Kranz weißer zungenförmiger Strahlblüten. Typisch für die Echte Kamille ist ihr aromatischer Duft und der hohle Blütenboden, der sie von Hundskamille, Falscher und Römischer Kamille unterscheidet. Jedoch nur die Römische Kamille enthält genauso wie die Echte Kamille eine große Menge ätherischer Öle. Sie wird etwa 20 bis 30 Zentimeter hoch, hat besonders schöne gefüllte weiße Blüten und behaarte Stengel, wächst in Mitteleuropa aber kaum wild.

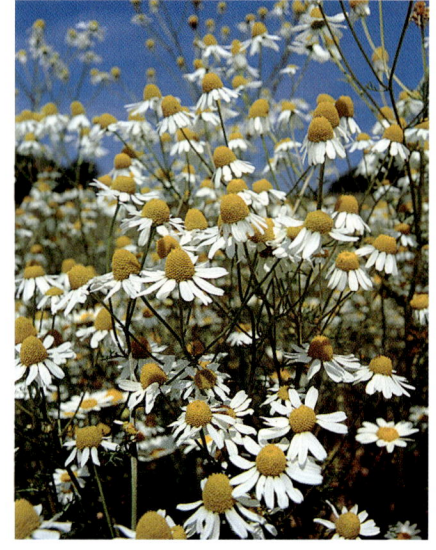

Die Kamille blüht vom Mai bis in den August

Kamille anbauen und ernten

Für die Echte Kamille brauchen Sie im Garten nur ein kleines sonniges Plätzchen, ansonsten ist die Pflanze sehr anspruchslos. Sie fördert sogar das Wachstum der umstehenden Pflanzen und hält Schädlinge von ihnen ab. Auch auf dem Balkon wächst die Kamille: Säen Sie dafür im Februar die sehr feinen Samen – eventuell mit etwas Sand vermischt – in kleinen Schalen in der Wohnung aus. Etwa

5 Zentimeter groß können die Pflänzchen im Abstand von 10 Zentimetern in größere Schalen oder Töpfe umgesetzt werden. Die Kamille sollte stets an einem sonnigen Platz stehen, möglichst aber nicht in der prallen Sonne. Sie kann organisch gedüngt werden.

Die heilende Wirkung der Kamille sitzt in den Blütenköpfchen. Diese werden bei sonnigem Wetter abgezupft, wenn sich die weißen Zungenblüten schon etwas gesenkt haben. Trocknen Sie sie an einem warmen, aber unbedingt schattigen, luftigen Ort gut. Bewahren Sie die Blüten an einem dunklen Ort in einem gut verschlossenen Gefäß auf, denn sie ziehen leicht Feuchtigkeit an.

Die Kamille gedeiht auch ohne Dünger prächtig

Was die Kamille so wertvoll macht

Unbestritten ist, daß die Kamille an Haut und Schleimhäuten Entzündungen hemmt, Wunden heilt und Krämpfe löst. Außerdem wird sie traditionell wegen ihrer schmerzstillenden und beruhigenden Wirkung eingesetzt. Für diese breite Palette an heilenden Eigenschaften ist das Zusammenspiel verschiedener Inhaltsstoffe verantwortlich, vor allem der entzündungshemmenden ätherischen Öle. Größere Mengen an Flavonoiden hemmen ebenfalls Entzündungen und lösen Krämpfe. Zudem enthalten Kamillenblüten große Mengen Schleimstoffe, die Reizungen der Magen- und Darmschleimhaut lindern.

Unerwünschte Nebenwirkungen

Die Kamille ist eine besonders »harmlose« Heilpflanze, was unerwünschte Nebenwirkungen betrifft. Dennoch sollte auch Kamillentee nicht über Jahre hinweg täglich getrunken werden. Bei Augenentzündungen sollte Kamille äußerlich nicht angewendet werden.

Allergien auf die Echte Kamille sind sehr selten. In den letzten Jahren wurden einige Fälle bekannt, die aber meist auf eine Verunreinigung durch Hundskamille zurückzuführen sind.

Bei den im Handel erhältlichen Präparaten besteht die Gefahr der Verunreinigung nicht

So verwenden Sie Kamille

Tee

Durch den Aufguß mit heißem Wasser werden bestimmte Flavonoide und die Schleimstoffe sehr gut aus den Blüten gelöst, die ätherischen Öle jedoch nur zu einem kleinen Teil.

Rezept

▶ 1 gehäuften Teelöffel getrocknete Kamillenblüten mit 1 Tasse heißem Wasser übergießen, 5 bis 10 Minuten zugedeckt ziehen lassen, absieben. Den Tee warm und möglichst frisch zubereitet trinken.

Kamillenextrakt

Diese Zubereitungsform ist bei stärkeren Symptomen generell den Kamillenblüten vorzuziehen, denn sie enthält deutlich mehr ätherische Öle, die der Pflanze mit Alkohol entzogen wurden, als Tee. Diese alkoholischen Lösungen sind ebenfalls im Handel erhältlich. Es empfiehlt sich, ein Präparat mit standardisiertem Wirkstoffgehalt zu kaufen. Die Dosierung ist von den verschiedenen Präparaten abhängig.

Rezept

▶ Etwas Kamillenextrakt in warmem Wasser auflösen. Diese Lösung wie Tee trinken oder zum Gurgeln, Inhalieren und für Umschläge verwenden. Die Dosierung ist im Beipackzettel angegeben.

Starker Aufguß

Zum Gurgeln, Spülen, Inhalieren oder für Umschläge und Kompressen brauchen Sie einen starken Aufguß.

Rezepte

▶ 3 bis 5 gehäufte Teelöffel Kamillenblüten mit 1 Tasse heißem Wasser übergießen. Den Aufguß 5 bis 10 Minuten ziehen lassen und dann absieben.

Bad

▶ 50 g Kamillenblüten pro 10 Liter Wasser in ein Leinensäckchen geben, das Säckchen am besten an den Wasserhahn hängen, so daß das einlaufende Wasser die Wirkstoffe herauslösen kann.

Inhalieren

▶ Eine Handvoll getrocknete Kamillenblüten in eine Schüssel geben, mit etwa 2 Liter heißem Wasser aufgießen. Den Kopf über den Dampf halten, dabei ein Handtuch zeltartig über Kopf und Schüssel breiten. Etwa 10 Minuten lang die aufsteigenden Dämpfe einatmen.

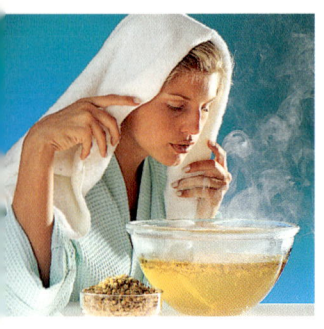

Inhalationen mit Kamille helfen bei Erkältungen

Kamillenöl

Diese Zubereitung ist für die äußerliche Anwendung geeignet. Sie können sie selbst herstellen.

▶ Ein Schraubglas mit frischen, zerstoßenen Kamillenblüten füllen und mit Olivenöl aufgießen. 3 bis 4 Wochen an einem sonnigen Platz stehenlassen, danach die Lösung durch ein dünnes Tuch abseihen. Eventuell können einige Tropfen eines hochwertigen ätherischen Kamillenöls aus der Apotheke hinzugegeben werden. Das Öl in einer Flasche gut verschlossen aufbewahren.

Salben

Salben mit den Wirkstoffen der Kamille für die äußerliche Anwendung gibt es als Fertigpräparate zu kaufen.

Homöopathische Zubereitungen

Das Homöopathikum »Chamomilla« wird aus der ganzen Kamillenpflanze gewonnen. Es hilft vor allem bei Überempfindlichkeit des Nervensystems mit Nerven-, Kopf- oder Zahnschmerzen oder auch bei Bauchkrämpfen.

Dabei hilft Kamille

Die Kamille lindert Veranlagungsbeschwerden und Hautprobleme verschiedener Art.

Die wichtigsten Anwendungen auf einen Blick

Beschwerden:	Möglichkeiten der Anwendung:
Entzündungen, unreine Haut	Gesichtsdampfbad, Kompressen mit Öl, Teilbäder
Erkältungskrankheiten	Tee trinken, gurgeln, inhalieren
Magen-Darm-Beschwerden	Kamillentee, Teefasten
Magenschleimhautentzündung	Rollkur mit Kamillentee
Trockene Haut	Mit Öl oder Salbe einreiben
Wunden	Kompressen mit Kamillenaufguß
Zahnen	Chamomilla D6 geben
Zahnfleischentzündung	Mit Aufguß spülen

Magen-Darm-Beschwerden

Bei verschiedenen Beschwerden des Magen-Darm-Traktes wie Übelkeit, Aufstoßen, Magenschleimhautentzündung (Gastritis) oder Blähungen verhilft die Kamille schnell zur Besserung. Ein Reizmagen zum Beispiel wird gern mit säurehemmenden Medikamenten behandelt. Besser ist ein ausgleichend-beruhigendes Mittel wie die Kamille, da dieses Krankheitsbild häufig eine psychische Ursache hat.

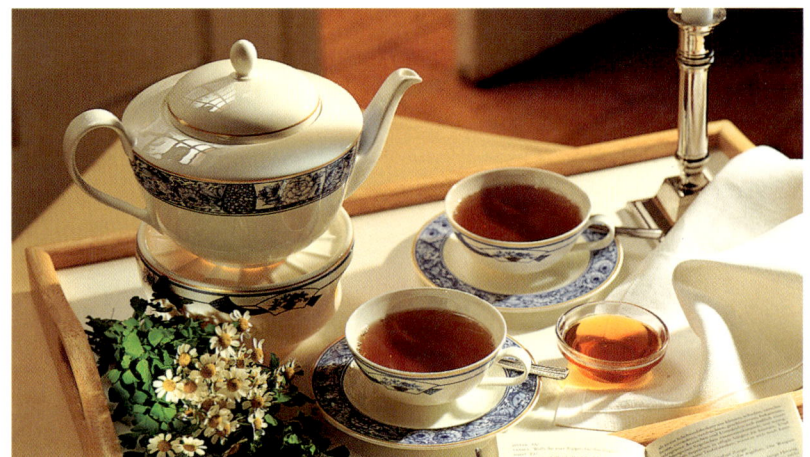

Kamillentee mit Honig wirkt zuverlässig bei Erkältungen

✚ **Unbedingt zum Arzt**

Rezepte

Wichtig: Halten die Beschwerden dauerhaft an oder sehen Sie Blut im Stuhl oder in Erbrochenem, müssen Sie auf jeden Fall einen Arzt aufsuchen, weil die Gefahr eines Magen- oder Zwölffingerdarmgeschwürs besteht. Sie können aber nach Absprache mit dem Arzt unterstützend mit Kamille weiterbehandeln.

▶ Trinken Sie bei allen Störungen des Magen-Darm-Traktes täglich 3 bis 4 Tassen warmen Kamillentee auf nüchternen Magen. Im akuten Fall ist ein dreitägiges Teefasten ideal: Kamillentee oder zur Abwechslung auch Pfefferminztee, Bettruhe und feuchtwarme Bauchwickel (Seite 160) helfen garantiert. Danach beginnen Sie langsam mit salz- und fettarmen Reis-, Mehl- oder Grießsuppen.

▶ *Magenschleimhautentzündung (Gastritis):*
Machen Sie morgens und nach Bedarf abends eine Rollkur: Trinken Sie langsam 2 Tassen warmen Kamillentee. Bleiben Sie entspannt auf dem Rücken liegen, nach jeweils 5 Minuten drehen Sie sich auf die linke Seite, auf den Bauch und auf die rechte Seite.

Erkältungskrankheiten

Kamille lindert Halsschmerzen und Mattigkeit als erste Anzeichen einer Erkältung. Auch bei Schnupfen wirkt sie zuverlässig und beugt weiteren Infektionen der Nebenhöhlen oder Bronchien vor.

Rezepte

▶ *Entzündung und Reizung in Hals und Rachen:*
Gurgeln Sie dreimal täglich, nach Bedarf auch häufiger, mit einem noch möglichst heißen Aufguß aus 3 Teelöffeln Kamillenblüten auf 1 Tasse Wasser. Trinken Sie täglich 3 Tassen Tee warm mit Honig gesüßt.

▶ *Schnupfen, Entzündungen der Nebenhöhlen und des Rachens:*
Das traditionelle Kamillendampfbad wirkt hier hervorragend.

Entzündungen im Mund

Bei Zahnfleischentzündungen und anderen Entzündungen im Mund bieten sich Spülungen mit Kamille an.

▶ Bereiten Sie einen starken Tee aus 3 Teelöffeln Kamille auf 1 Tasse Wasser zu, und bewegen Sie ihn im akuten Fall dreimal täglich oder öfter 1 Minute lang im Mund.

Rezept

Hautbeschwerden

Kamille eignet sich hervorragend bei schlecht heilenden Wunden, offenen Beinen und Durchliegeschäden bei Bettlägerigen. Sie ist ideal zur Reinigung und Pflege trockener, zu Entzündungen neigender Haut.

▶ *Schlecht heilende Wunden:*
Kompressen mit einem starken Kamillenaufguß helfen zuverlässig.

▶ *Trockene, spröde Haut:*
Behandeln Sie nach dem Duschen oder Baden regelmäßig rissige Stellen mit Kamillensalbe. Reiben oder massieren Sie den ganzen Körper mit dem selbst hergestellten Kamillenöl ein. Für das Gesicht geben Sie wenig Kamillenöl auf die mit warmem Wasser angefeuchteten Hände und massieren es ein. Die Haut wird wieder glatt und geschmeidig.

▶ *Unreine, zu Entzündungen neigende Haut:*
Nehmen Sie für eine Ganzkörperbehandlung ein Vollbad. Legen Sie bei Entzündungen, die auf kleinere Flächen begrenzt sind, Kompressen mit Kamillenöl (Seite 162) auf. Bei Entzündungen der Genitalien bieten sich entsprechend Teilbäder (Seite 164) an. Für das Gesicht eignet sich besonders gut zwei- bis dreimal wöchentlich ein Dampfbad, das wie beim Inhalieren hergestellt und angewendet wird.

Rezepte

Das kranke Kind

Das »Universal-Heilmittel« Kamille ist wegen des angenehmen Geschmacks und der guten Verträglichkeit ein idealer Helfer bei verschiedenen Beschwerden der Kleinen und Kleinsten.

▶ *Bauchschmerzen, Durchfall oder Blähungen:*
Lassen Sie den Kamillentee sehr warm schluckweise trinken. Zusätzlich helfen warme Bauchwickel.

▶ *Erkältungen oder andere Infektionskrankheiten:*
Lösen Sie 1 Teelöffel Honig pro Tasse Kamillentee zur allgemeinen Stärkung auf.

▶ *Zahnen, Bauchkrämpfe:*
Hier eignet sich die homöopathische Form der Kamille: Lassen Sie drei- bis fünfmal täglich 5 bis 10 Globuli Chamomilla D6 im Mund zergehen.

Rezepte

Lavendel

Ruhe für Körper und Seele

Die ersten Aufzeichnungen über die Heilwirkung des Lavendels tauchen im 12. Jahrhundert bei der heiligen Hildegard auf. Sie bezeichnet den Lavendel als »Muttergottespflanze«, die die »unkeuschen Gelüste« vertreibt. Davon abgesehen wurde er in jener Zeit auch gegen Schwindel, Schlag, Krampf und Zittern und bei Mundfäule und Wassersucht empfohlen. Als Kopfwaschmittel sollte Lavendel sogar das Gehirn stärken. Die Wirkung auf das Nervensystem hat sich bestätigt, wenn auch nicht über ein Kopfwaschmittel; heute wird Tee getrunken oder Öl eingeatmet. Im Wäscheschrank vertreibt der Duft Kleidermotten.

So erkennen Sie den Echten Lavendel

Lavendel *(Lavandula angustifolia)* wächst vor allem im westlichen Mittelmeergebiet auf trockenen, warmen Hängen. Er wird über einen halben Meter hoch. Der Halbstrauch mit verholztem Wurzelstock hat graugrüne längliche Blätter mit weißfilziger Behaarung und violette Blüten mit charakteristischem Duft. Er blüht von Juli bis September.

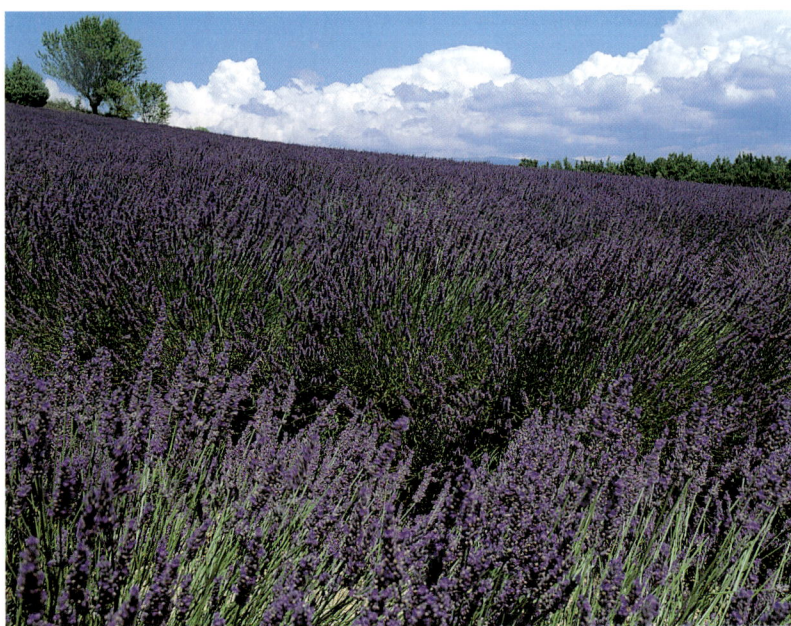

Lavendelfeld in der Provence (Südfrankreich)

Lavendel anbauen und ernten

Der Lavendel wächst in großen Kulturen in Frankreich, Spanien und Osteuropa. In Mitteleuropa wird er häufig in Gärten angebaut. Er liebt sehr sonnige Standorte und nährstoffreichen, kalkhaltigen Boden. Er wird durch Stecklinge vermehrt, Sie können ihn aber auch aus Samen ziehen. Säen Sie ihn im Frühjahr aus, und vereinzeln Sie ihn später im Abstand von 30 Zentimetern im Garten oder auch in Töpfen für den Balkon.

In der Nähe von Gemüse wehrt Lavendel Schädlinge ab

Der Lavendel wird geerntet, wenn die Blüten sich gerade öffnen. Schneiden Sie die Stengel mit den Blüten ab, und hängen Sie sie gebündelt zum Trocknen auf. Dann werden die Blüten, die zu Heilzwecken verwendet werden, abgerebelt und dicht verschlossen und lichtgeschützt, am besten in dunklen Gläsern aufbewahrt.

Was Lavendel so wirksam macht

Hauptwirkstoffe des Lavendels sind die ätherischen Öle, außerdem enthält er Gerb- und Bitterstoffe sowie Harze. Lavendel beruhigt strapazierte Nerven, wirkt schnell und zuverlässig bei Unruhe, Nervosität und Schlafstörungen. Auch Verdauungsstörungen wie ein nervöser Reizmagen, Blähungen und Appetitlosigkeit können mit Lavendel gut behandelt werden, da diese Magen-Darm-Beschwerden oft nervöse Ursachen haben. Er fördert die Verdauung, indem er die Gallenproduktion ankurbelt. Lavendelbäder werden bei Kreislaufstörungen oder zur Wundbehandlung verordnet.

Gegen strapazierte Nerven und nervöse Verdauungsbeschwerden

So verwenden Sie Lavendel

Lavendel kann als Tee getrunken oder als ätherisches Öl eingeatmet werden. Sinnvoll ist auch eine Kombination mit anderen Heilpflanzen, durch die die Wirkung ergänzt und verstärkt wird.

Tee

▶ 2 Teelöffel Lavendelblüten mit 1/4 Liter kochendem Wasser übergießen, 5 bis 10 Minuten bedeckt stehenlassen, abseihen.

Rezepte

Aufguß

Ein Aufguß eignet sich als Badezusatz.
▶ 50 bis 100 Gramm Lavendelblüten mit heißem Wasser übergießen.

Kräutersäckchen

Lavendelblüten und Hopfen zu gleichen Teilen mischen und in ein Leinensäckchen füllen.

Ätherisches Öl

Diese Zubereitung wird durch Wasserdampfdestillation gewonnen. Das Öl wird in der Duftlampe verdampft, eingenommen oder in ein Massageöl gegeben.

Rezept

▶ 1 bis 4 Tropfen Lavendelöl auf 1 Stück Würfelzucker geben.

Dabei hilft Lavendel

Lavendel beruhigt die Nerven und bessert damit Beschwerden, die auf Streß und Überlastung zurückzuführen sind.

Die wichtigsten Anwendungen auf einen Blick

Beschwerden:	Möglichkeiten der Anwendung:
Kreislaufstörungen, niedriger Blutdruck	Lavendelbad
Nervöse Erschöpfung	Lavendelbad, Tee trinken
Nervös bedingte Darmstörungen	Tee trinken
Reizmagen	Tee trinken
Schlafstörungen	Lavendelbad, Tee trinken, Kräutersäckchen
Unruhe, Nervosität	Lavendelbad, Tee trinken
Verdauungsstörungen	Tee trinken

Nervöse Erschöpfung und Unruhe

Gönnen Sie sich am Ende eines anstrengenden Tages einen entspannenden Abend. Schalten Sie Reize wie Fernsehen oder Telefon ab und nehmen Sie ein angenehm duftendes, entspannendes Lavendelbad.

Rezept

▶ Nehmen Sie ein Bad, in das Sie einen Aufguß aus Lavendelblüten geben. Trinken Sie 2 Tassen Lavendeltee, den Sie mit 1 Teelöffel Honig süßen. Sind Sie gut aufgewärmt, machen Sie zusätzlich einen kalten Wadenwickel (Seite 160).

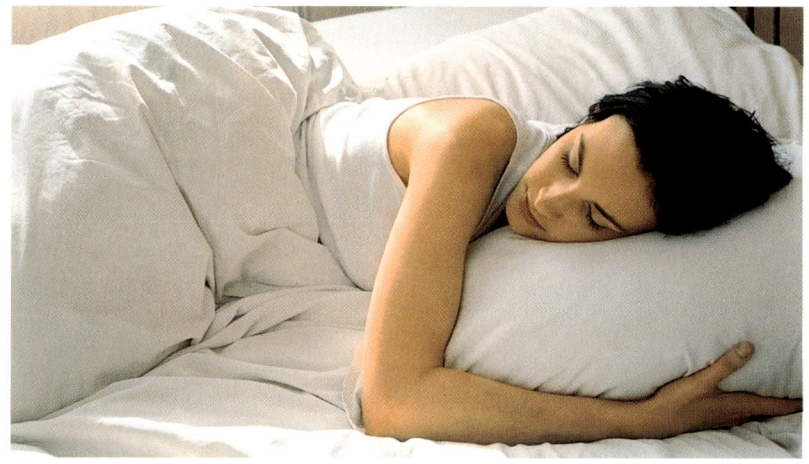

Lavendel beruhigt die Nerven und verhilft zu einem ruhigen Schlaf

Schlafstörungen

Nach der Einnahme von Lavendel ist die Einschlafzeit verkürzt, der Schlaf dauert insgesamt länger, und während der Schlafzeit treten weniger Unruhephasen auf.

▶ Nehmen Sie am Abend ein Lavendelbad, oder trinken Sie 1 bis 2 Stunden, bevor Sie schlafen möchten, 2 Tassen Lavendeltee mit Honig. Zusätzlich können Sie ein Kräutersäckchen mit Lavendelblüten und Hopfen neben das Kopfkissen legen.

Rezept

Verdauungsbeschwerden

Lavendelblüten helfen auf zwei Wegen bei Verdauungsbeschwerden: Sie beruhigen den nervösen Reizmagen und -darm, sie wirken aber auch direkt verdauungsfördernd, indem sie die Gallenproduktion anregen.

▶ Trinken Sie bei nervösen Magen-Darm-Störungen oder Verdauungsstörungen täglich 3 Tassen Lavendeltee.

Rezept

Kreislaufstörungen

Wer oft unter Kreislaufstörungen mit Schwindel oder niedrigem Blutdruck leidet, sollte die ausgleichende Wirkung des Lavendels nutzen. Sehr gut hat sich hier das Lavendelbad bewährt.

▶ Nehmen Sie bei akuten Störungen ein lauwarmes Lavendelbad. Zusätzlich können Sie noch einige Tropfen Lavendelöl dem Bad zufügen oder auch einnehmen. Machen Sie außerdem regelmäßig morgens kalte Waschungen oder Güsse (Seite 162).

Rezept

Mistel

Uralte Heilpflanze gegen Krebs

Viele Mythen und Sagen ranken sich um diese Pflanze, wie schon die Namen »Hexennest«, »Hexenbesen«, »Donnerbesen« oder »Drudenfuß« zeigen. Bis ins fünfte vorchristliche Jahrhundert läßt sich die arzneiliche Verwendung der Mistel zurückverfolgen.

Die heilige Hildegard von Bingen empfahl die Birnenmistel gegen Asthma, in den Kräuterbüchern des 16. Jahrhunderts wird sie als Mittel gegen die »fallende Sucht«, die Epilepsie, genannt. Pfarrer Kneipp schließlich gab die Mistel zur »Stillung von Blutflüssen und zur Behandlung von Störungen im Blutumlauf«.

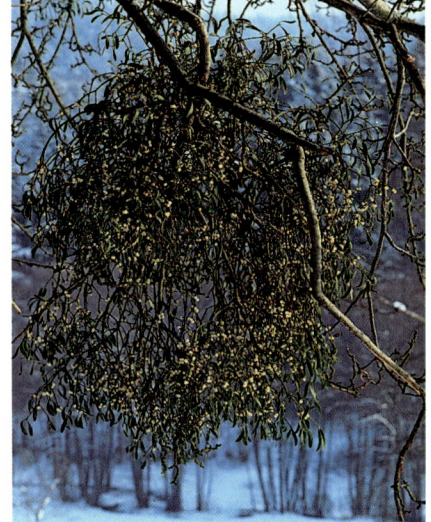

In der Volksmedizin wurde die Mistel schon lange auch bei Krebs eingesetzt. 1916 entwickelte dann Rudolf Steiner, Begründer der Anthroposophie, für die Krebstherapie eine Behandlungsmethode mit Mistelkraut-Extrakten. In der Schulmedizin ist ihre Wirkung bei Tumorerkrankungen allerdings umstritten.

So erkennen Sie die Mistel

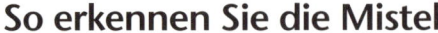

Die Europäische Mistel *(Viscum album)* ist in Süd- und Mitteleuropa bis nach Asien verbreitet. Als immergrüner Halbschmarotzer lebt sie zum großen Teil vom Wasser und den Mineralsalzen des Wirtsbaumes. Sie hat die Form eines kugeligen, stark verästelten Busches, der einen Durchmesser von bis zu einem Meter erreicht, und kann etwa 70 Jahre alt werden. Die Zweige sind olivgrün mit ledrigen Blättern. Die Mistel blüht

Mistel mit Beeren auf einem Apfelbaum

zwischen März und April mit unscheinbaren bleichgelben Blüten, die zwischen den Gabelzweigen stehen. Die etwa erbsengroßen Scheinbeeren werden erst im Dezember reif.

Misteln anbauen und ernten

Haben Sie im Garten einen Apfelbaum? Dann können Sie versuchen, klebrige Mistelbeeren, die Sie um die Weihnachtszeit an Zweigen kaufen können, in die Rindenrisse einzudrücken. Unter günstigen Bedingungen setzt die Mistel ihre Saugwurzeln und gedeiht.

Wilde Misteln befinden sich meist hoch oben in den Baumkronen und sind als »Kugelnest« in den kahlen Bäumen sehr leicht zu erkennen.

Zu medizinischen Zwecken werden zwischen März und April und von September bis Oktober die Zweigspitzen (ohne Beeren) mit Blättern gesammelt, die getrocknet und zerschnitten werden.

Säen Sie Misteln auf Ihren Apfelbaum

Was die Mistel so wirksam macht

Die Mistel hemmt das Tumorwachstum und regt das Immunsystem an. Dafür sollen vor allem Lektine verantwortlich sein. Außerdem enthält sie bestimmte Eiweißstoffe (Viscotoxine), Flavonoide, Harze und Schleimstoffe. Diese Inhaltsstoffe senken leicht den Blutdruck, steigern die Herzleistung, entspannen die feine Muskulatur der Blutgefäße und wirken ausgleichend auf das Nervensystem. In die Haut injizierte Zubereitungen der Mistel sollen das Fortschreiten von Arthrosen aufhalten, Keuchhusten und Asthma lindern und Schwindel bekämpfen.

Traditionell werden Mistelzubereitungen auch bei Frauenleiden, beispielsweise bei schwacher Monatsblutung, bei Blutandrang zum Kopf und zur Vorbeugung von Arteriosklerose eingesetzt. In der Rekonvaleszenz nach schweren Erkrankungen stärkt die Mistel das geschwächte Herz.

Eine vielseitig verwendbare Heilpflanze

Unerwünschte Nebenwirkungen

Als Nebenwirkungen können in seltenen Fällen allergische Reaktionen auftreten. Bei Injektion in die Haut sind lokale Entzündungen möglich, aber unbedenklich. Eine leichte Steigerung der Körpertemperatur ist dagegen erwünscht.

So verwenden Sie die Mistel

Neben den hier beschriebenen Zubereitungen gibt es zahlreiche Kombinationspräparate mit anderen Heilpflanzen, die meist als Mittel zur Blutdrucksenkung oder gegen typische Alterserscheinungen verkauft werden.

Injektion

Gegen Tumoren werden unterschiedlich zubereitete Fertigpräparate unter die Haut oder intravenös gespritzt. Die Arthrosetherapie erfordert die Injektion unter die Haut. Injektionen sollten nur von einem erfahrenen Therapeuten eingesetzt werden.

Tee

▶ 2 Teelöffel feingeschnittenes, getrocknetes Mistelkraut, selbst gesammelt oder aus der Apotheke, mit 1 Tasse kaltem Wasser übergießen, bei Raumtemperatur 10 bis 12 Stunden stehenlassen und dann abseihen.

Tinktur

Eine Misteltinktur können Sie in der Apotheke kaufen oder selbst herstellen.

▶ Frische Mistelblätter in ein dunkles Schraubglas füllen und mit Branntwein oder 70prozentigem Alkohol aufgießen. Das Ganze 3 Wochen lang stehenlassen, täglich einmal gut durchschütteln. Dann die Blätter ausdrücken, die Flüssigkeit durch ein dünnes Tuch abfiltern und in kleine Fläschchen abfüllen. Täglich dreimal 20 Tropfen der Tinktur einnehmen, sie entsprechen 2 Tassen Tee.

Tabletten, Dragees und Homöopathie

Diese Fertigpräparate sind in der Apotheke erhältlich.

Homöopathisches Mittel für ältere Menschen

Unter dem Namen »Viscum album« wird die Mistel älteren Menschen zur Steigerung des Wohlbefindens und zur Linderung von Durchblutungsstörungen in Armen und Beinen gegeben.

Dabei hilft die Mistel

Die Mistel wirkt vorbeugend oder lindernd auf die chronischen Erkrankungen des Herz-Kreislauf-Systems und der Gelenke. Alternativ zu dem in den Rezepten genannten Misteltee können auch Tinktur oder Dragees (Dosierung nach Anleitung) eingenommen werden.

Die wichtigsten Anwendungen auf einen Blick

Beschwerden:	Möglichkeiten der Anwendung:
Arthrose	Kur mit Misteltee, Injektionen
Arteriosklerose	Kur mit Misteltee
Herz-Kreislauf-Störungen	Kur mit Misteltee
Tumorerkrankungen	Behandlung durch einen Therapeuten mit Injektionen

Tumorerkrankungen

Mistelpräparate hemmen in vielen Fällen das Tumorwachstum, zumindest bessern sie oft die Lebensqualität des Betroffenen ganz erheblich. Dazu trägt auch der angstlösende Effekt dieser Heilpflanze bei. Misteltee ist allerdings nicht wirksam in der Tumortherapie! Die Therapie muß von einem erfahrenen Therapeuten durchgeführt werden.

Die Kassen übernehmen meist die Kosten

Arthrose

Die »Segmenttherapie« in Form von Mistelinjektionen in die Haut – von erfahrenen Therapeuten durchgeführt – kann oft das Fortschreiten der Gelenkverformung bei dieser Erkrankung aufhalten. Begleitend lohnen sich regelmäßige Kuren mit Misteltee.
▶ Bereiten Sie aus 1/2 Liter kaltem Wasser und 4 Teelöffeln getrocknetem Mistelkraut einen Tee zu, setzen Sie ihn am besten abends an, trinken Sie am nächsten Tag morgens und abends jeweils eine Tasse. Diese Kur sollten Sie etwa 4 Wochen lang durchführen.

Eine Kur mit Misteltee hilft gegen Arteriosklerose

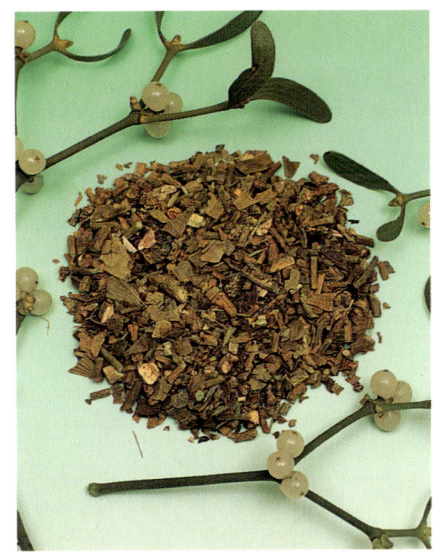

Herz-Kreislauf-Erkrankungen

Ein Behandlungsversuch mit Tee oder Tinktur aus der Mistel lohnt sich bei leicht erhöhtem Blutdruck (Grenzwerthypertonie) und bei leichten nervösen Herzstörungen. Außerdem eignet sich die Mistel zur Vorbeugung und Behandlung von Arteriosklerose.
▶ *Leicht erhöhter Blutdruck:*
Trinken Sie täglich 1 bis 2 Tassen Misteltee über einen Zeitraum von etwa 2 Monaten. Lassen Sie den Blutdruck regelmäßig in der Apotheke oder von Ihrem Arzt kontrollieren.
▶ *Leichte nervöse Herzstörungen:*
Trinken Sie – nach Abklärung durch einen Arzt – etwa 2 Wochen lang täglich 2 bis 3 Tassen Misteltee. Sollten sich die Symptome nicht bessern oder sogar verschlechtern, suchen Sie sofort Ihren Arzt auf.
▶ *Arteriosklerose:*
Trinken Sie täglich 1 bis 2 Tassen Misteltee über einen Zeitraum von 4 Wochen. Führen Sie diese Kur mindestens zweimal im Jahr durch.

Rezepte

✚ Zum Arzt

Mönchspfeffer

Mediterrane Heilpflanze für Frauen

Die Bedeutung des Mönchspfeffers in der Geschichte erschließt sich aus seinem lateinischen Namen. »Agnus castus« heißt übersetzt Keusch-Lamm. Die Namen Keusch-Lamm und Mönchspfeffer deuten darauf hin, daß der Pflanze triebhemmende Eigenschaften zugeschrieben wurden – was auf einem Übersetzungsfehler beruhte und ein Irrtum war. Die Mönche versuchten, mit Hilfe der scharfen, pfefferartigen Früchte ihren Sexualtrieb unter Kontrolle zu halten.

In südlichen Ländern wurden die Früchte auch als Pfefferersatz verwendet. Mit den biegsamen Zweigen des Strauches wurden Körbe geflochten, daher der Name »Vitex«, der von dem lateinischen Wort für Korbflechten abgeleitet ist.

Heutzutage wird der Mönchspfeffer erfolgreich bei Beschwerden rund um den weiblichen Zyklus eingesetzt.

So erkennen Sie Mönchspfeffer

Mönchspfeffer *(Vitex agnus castus)* wächst meist an Flußufern und Küsten in Zentralasien und im Mittelmeergebiet. Der bis zu 4 Meter hohe Strauch hat handförmig geteilte Fiederblätter, die auf der Oberseite dunkelgrün und auf der Unterseite weiß und filzig sind. Die meist hellila, manchmal rosaroten oder weißen Blüten blühen von Juli bis August. Die Früchte des Mönchspfeffers, die arzneilich verwendet werden, sind etwa einen halben Zentimeter große rotschwarze Steinbeeren. Sie schmecken scharf und ein wenig wie Pfeffer.

Der Mönchspfeffer blüht von Juli bis August

Mönchspfeffer anbauen und ernten

Als Zierpflanze gibt es den Mönchspfeffer auch in Mitteleuropa. Die Sträucher werden im Freiland oder in Kübeln gehalten, sie brauchen einen sonnigen Standort und eher feuchten Boden.

Die reifen Früchte, die »Mönchspfefferkörner«, werden im September oder Oktober gesammelt und getrocknet. Sie werden meist aus Mittelmeerländern importiert und zu Fertigpräparaten verarbeitet.

Was Mönchspfeffer so wirksam macht

Die wichtigsten Inhaltsstoffe der Steinbeeren sind ätherische und fette Öle, Flavonoide, Iridoidglykoside und Bitterstoffe. Sie senken die Freisetzung des Hormons Prolaktin aus der Hypophyse. Prolaktin wird natürlicherweise vermehrt in der Stillzeit produziert und bewirkt dann (vorübergehende) Unfruchtbarkeit und ein Ausbleiben der Monatsblutung – ein in dieser Phase sinnvoller Zustand. Prolaktin kann jedoch auch beispielsweise durch Streß vermehrt produziert und ausgeschüttet werden, dann trägt es zu unerwünschten Zyklusstörungen, dem prämenstruellen Syndrom, sexueller Unlust und sogar Unfruchtbarkeit bei.

Zuviel Prolaktin führt zu Unfruchtbarkeit und Zyklusstörungen

Unerwünschte Nebenwirkungen

Mönchspfeffer darf nicht während Schwangerschaft und Stillzeit eingenommen werden. Wenn Ihnen Neuroleptika verschrieben wurden, müssen Sie die Einnahme von Mönchspfeffer mit Ihrem behandelnden Arzt absprechen, da es hier Wechselwirkungen geben kann. Selten können juckende Ekzeme auftreten.

Nicht in Schwangerschaft und Stillzeit

So verwenden Sie Mönchspfeffer

Präparate aus Mönchspfeffer können Sie nicht selbst herstellen; Sie müssen sie in der Apotheke fertig kaufen. Die Dosierung richtet sich nach der in dem jeweiligen Präparat enthaltenen Wirkstoffmenge. Bitte beachten Sie den Beipackzettel.

Alkoholische Lösung

In alkoholischen Lösungen sind die Wirkstoffe des Mönchspfeffers allein enthalten oder aber mit denen anderer Pflanzen mit ergänzender Wirkung vermischt.

Kapseln

Kapseln haben den Vorteil, daß kein Alkohol enthalten ist.

Homöopathische Zubereitungen

Sie werden bei Impotenz und unerwünschter Milchproduktion eingesetzt. Meist sind sie Bestandteile von Komplexmitteln, die noch andere homöopathisch zubereitete Pflanzen enthalten.

Dabei hilft Mönchspfeffer

Wichtig: Die in diesem Kapitel genannten Symptome müssen in jedem Fall zuerst durch den Gynäkologen abgeklärt werden.

Die wichtigsten Anwendungen auf einen Blick	
Beschwerden:	**Möglichkeiten der Anwendung:**
Prämenstruelles Syndrom	Fertigpräparat einnehmen
Zyklusstörungen	Fertigpräparat einnehmen

Beschwerden vor der Menstruation

Mönchspfeffer wirkt bei häufigen Beschwerden in der Zeit vor der Menstruation (prämenstruelles Syndrom), die sich meist durch geschwollene und schmerzhafte Brüste, Kopfschmerzen, psychische Labilität, Verstopfung und Flüssigkeitsansammlung im Gewebe bemerkbar machen. Ungefähr die Hälfte aller Frauen leidet im Laufe ihres Lebens irgendwann an diesen Symptomen.

Rezept

▶ Nehmen Sie gemäß dem Beipackzettel die ausreichende Menge Kapseln oder Tropfen über einen Zeitraum von mindestens 4 Wochen ein, bis die Beschwerden abklingen.

Zyklusstörungen

Nur nach Absprache mit dem Arzt

Die Erfahrung zeigt, daß Mönchspfeffer durch seine sanft regulierende Wirkung auf das Hormonsystem auch Menstruationsstörungen »regeln« kann. Gerade bei Zyklusstörungen sollten Sie die Einnahme von Mönchspfeffer aber mit dem behandelnden Gynäkologen absprechen.

Rezept

▶ Nehmen Sie in Absprache mit Ihrem Arzt die ausreichende Menge Kapseln oder Tropfen über einen längeren Zeitraum von mehreren Wochen ein, bis sich der Zyklus wieder eingependelt hat.

Nachtkerze

Heil- und Nahrungsmittel zugleich

Die ursprüngliche Heimat der Nachtkerze ist Nordamerika. Die Indianer verehrten die Pflanze als Allheilmittel und behandelten mit den verschiedenen Nachtkerzenarten Infektionen, Frauenkrankheiten, Fettleibigkeit, Schlangenbisse und sogar Faulheit. Nach Europa kam die Nachtkerze erst Anfang des 17. Jahrhunderts. Sie verbreitete sich auf dem ganzen Kontinent. Die Bauern entdeckten bald den Wert der Nachtkerze als nahrhaftes Gemüse: Ihre rötliche, lange und fleischige Wurzel schmeckt ähnlich wie die Schwarzwurzel. Erst in den letzten Jahren wurde die Heilwirkung des Nachtkerzensamenöls auf die Haut und die Blutfettwerte wissenschaftlich nachgewiesen.

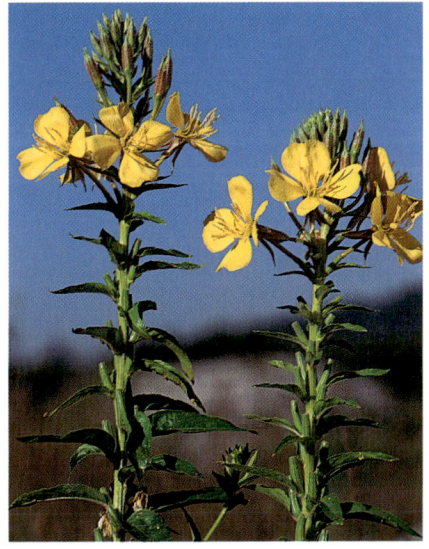

So erkennen Sie die Nachtkerze

Die Nachtkerze *(Oenothera biennis)* wird in Gärten angebaut, wächst aber auch auf Schuttplätzen, Bahndämmen und an Flußufern. Sie bildet im ersten Jahr nur eine unauffällige, auf dem Boden liegende Blattrosette. Im zweiten Jahr wächst dann der bis zu 1 Meter hohe Blütenstengel mit den gelben Blüten, die von Nachtfaltern bestäubt werden. Dieses Verhalten hat ihr die Volksnamen »Abendblume« und »Nachtstern« beschert. Blütezeit ist von Juni bis Oktober. In den Fruchtkapseln bilden sich dann die Samen, die das wertvolle Öl liefern.

Die Blüten der Nachtkerze entfalten sich am Abend und verblühen im Laufe des Tages

Nachtkerzen pflanzen und ernten

Am besten gedeiht die Nachtkerze an sonnigen, sandigen Plätzen. Die reifen Samen werden schonend kaltgepreßt, oder das Öl wird mit einem speziellen Kohlendioxid-Verfahren gewonnen. Um das Öl haltbar zu machen, wird meist Vitamin E dazugegeben. Wer die Wurzeln verwenden möchte, gräbt sie im Herbst oder Frühjahr aus.

Was Nachtkerzen so wertvoll macht

Im Stengel und in den Blättern der Nachtkerze sind Gerbstoffe, Flavonoide und Schleimstoffe enthalten. Vor allem der hohe Gerbstoffanteil trägt zur Wundheilung bei, beruhigt Magen und Darm und hilft bei Blasenentzündungen. Wichtigster Wirkstoff ist jedoch das in den Samen enthaltene Öl. Es hat einen sehr hohen Anteil an der seltenen und sehr wertvollen Gamma-Linolensäure. Die ungesättigte Fettsäure braucht der Körper für eine schöne und gesunde Haut. Somit verhilft Nachtkerzensamenöl zu gut durchbluteter, weicher und geschmeidiger Haut, vorzeitige Alterungsprozesse können aufgehalten werden.

Das Öl wird hauptsächlich gegen die Symptome der Neurodermitis eingesetzt, die es deutlich bessert. Bewährt hat es sich auch bei Beschwerden vor der Menstruation. Außerdem senkt es den Cholesterinspiegel.

Unerwünschte Nebenwirkungen

In seltenen Fällen treten Übelkeit, Verdauungsstörungen oder Kopfschmerzen auf. Verdauungsbeschwerden können umgangen werden, wenn die Kapseln nach dem Essen eingenommen werden. Nachtkerzensamenöl ist – in Absprache mit dem Arzt – auch während der Schwangerschaft (nicht im ersten Drittel) und Stillzeit zugelassen.

So verwenden Sie die Nachtkerze

Alle wichtigen Darreichungsformen der Nachtkerze werden aus den Samen gewonnen und können nicht selbst hergestellt werden.

Kapseln, Cremes

Nachtkerzensamenöl wird meist in Kapseln zu 0,5 Gramm abgefüllt. Die Kapseln können auch aufgeschnitten und das Öl in etwas Flüssigkeit eingenommen werden. Unbedingt mindestens 8 Wochen lang einnehmen, damit eine Besserung eintreten kann. Danach kann die Dosis etwas reduziert werden. Cremes mit Nachtkerzensamenöl zur Hautpflege gibt es mittlerweile ebenfalls zu kaufen.

Dabei hilft die Nachtkerze

Wichtigstes Einsatzgebiet für Nachtkerzensamenöl ist die Haut. Bei Neurodermitikern erstatten die Krankenkassen die Kosten der Behandlung.

Die wichtigsten Anwendungen auf einen Blick

Beschwerden:	Möglichkeiten der Anwendung:
Erhöhter Cholesterinspiegel	Kapseln einnehmen
Neurodermitis	Kapseln einnehmen, Öl unverdünnt einreiben
Prämenstruelles Syndrom	Kapseln einnehmen
Trockene Haut	Kapseln einnehmen, Öl verdünnt einreiben

Neurodermitis, trockene Haut

Die Haut eines Neurodermitikers ist nach einigen Wochen der Behandlung weniger trocken, schuppt weniger, Juckreiz und Entzündungen gehen zurück. Auch gegen besonders trockene Haut hilft das Öl, innerlich und äußerlich angewendet.

▶ Bei Neurodermitis schlucken Erwachsene zweimal täglich 4 bis 6 Kapseln, Kinder ab einem Jahr 2 bis 4 Kapseln nach den Mahlzeiten. Wenn eine Besserung eintritt, können Sie die Dosis nach Bedarf reduzieren.

Rezept

Gegen trockene Haut nehmen Sie in den Wintermonaten 8 Wochen lang zweimal täglich 4 bis 6 Kapseln nach den Mahlzeiten ein.

Frauenleiden (prämenstruelles Syndrom)

Kreuzschmerzen, Spannen der Brust, Kopfschmerzen, gereizte Stimmung und Depressionen – gegen diese Symptome jeden Monat während der zweiten Zyklushälfte können Sie Nachtkerzensamenöl einsetzen.

▶ Nehmen Sie mehrere Monaten lang Kapseln mit Nachtkerzensamenöl ein, erhöhen Sie bei starken Beschwerden die Dosis auf zweimal täglich 6 Kapseln. Bessern sich die Beschwerden, können Sie die Dosis reduzieren.

Rezept

Erhöhter Cholesterinspiegel

Nachtkerzensamenöl kann dazu beitragen, das Cholesterin wieder »ins Lot zu bringen«. Die schädlichen Blutfette werden weniger, die nützlichen mehr. Die Therapie sollte bei hohen Blutfettwerten unbedingt mit dem Arzt abgesprochen werden.

✚ Zum Arzt

▶ Nehmen Sie zweimal täglich 4 bis 6 Kapseln Nachtkerzensamenöl ein.

Ringelblume

Krebskraut zur Wundheilung

Erstmals wird die Ringelblume bei der heiligen Hildegard im 12. Jahrhundert erwähnt. Sie empfahl sie gegen Verdauungsstörungen, Ekzeme und Bisse wilder Tiere. Im 19. Jahrhundert kam die Pflanze dann als »Krebskraut« in Mode. In der heutigen Zeit wird die Ringelblume größtenteils zur Wundheilung verwendet.

So erkennen Sie die Ringelblume

Die einjährige Ringelblume *(Calendula officinalis)* wird bis zu 60 Zentimeter hoch, ihre Stengel sind kantig, filzig behaart und im oberen Teil verzweigt. Ihre Blätter sind länglich und ebenfalls fein behaart. Die Pflanze blüht wunderschön gelb-orange von Juni bis in den November. Die ursprüngliche Heimat der Ringelblume ist Südosteuropa. Dort und in Mitteleuropa wird sie in Kulturen angebaut.

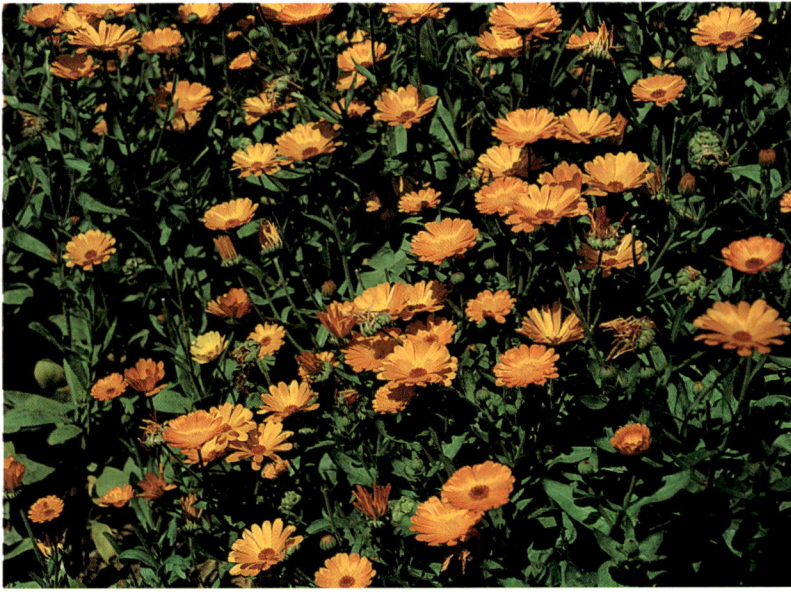

Ringelblumen breiten sich so schnell aus, daß man sie auch als »Wucherblumen« bezeichnet

Ringelblumen anbauen und ernten

Die Ringelblume stellt keine besonderen Ansprüche an den Boden, allerdings sollte der Standplatz sonnig sein. Ab März werden die Pflanzen in Reihen ausgesät, später in Abständen von 30 Zentimetern vereinzelt. Die Ringelblumen säen sich meist von selbst wieder aus. Geerntet werden die voll aufgeblühten, etwas harzigen Blütenköpfe bei sonnigem und trockenem Wetter. Zupfen Sie die Zungenblüten vorsichtig ab, und trocknen Sie sie an einem luftigen, schattigen Ort.

Was die Ringelblume so wirksam macht

Die wichtigsten in der Ringelblume enthaltenen Wirkstoffe sind ätherische Öle, Flavonoide, Bitterstoffe und Saponine. Sie sind antibiotisch und entzündungshemmend, fördern die Wundheilung und die Bildung von neuem Gewebe. Daher eignet sich die Ringelblume zur Behandlung von schlecht heilenden oder entzündeten Wunden, von Verletzungen der Haut und der Schleimhaut, von Brand- und Frostwunden. Ringelblumensalbe kann auch zum Schutz und zur Pflege der empfindlichen, strapazierten oder reifen Haut verwendet werden.

Ringelblumen fördern die Wundheilung

So verwenden Sie die Ringelblume

Tee aus Ringelblumen hat keine nachgewiesene Wirkung. Oft werden die orange-gelben Blüten jedoch wegen ihrer schönen Farbe Teemischungen beigegeben.

Salbe

Die bekannteste und häufigste Anwendungsform der Ringelblume ist die Salbe. Sie kann pur auf die Haut gegeben oder mit Hilfe einer Auflage oder mit einem Wickel an die verletzte Stelle gebracht werden. Häufig ist Ringelblume auch in Kombinationspräparaten zum Beispiel mit Echinacea oder Vitaminen enthalten.

Aufguß

Mit einem Aufguß können Sie gurgeln oder spülen oder Kompressen und Wickel tränken.
▶ 1 bis 2 Teelöffel getrocknete Ringelblumenblüten mit 1 Tasse heißem Wasser übergießen, 10 Minuten ziehen lassen und abseihen.

Rezept

Dabei hilft die Ringelblume

Tiefe Schnittwunden, klaffende Platzwunden, eingedrungene größere Fremdkörper müssen vom Arzt versorgt werden. Furunkel im Kopfbereich müssen ebenfalls von einem Arzt beobachtet werden.

+ Zum Arzt

Die wichtigsten Anwendungen auf einen Blick

Beschwerden:	Möglichkeiten der Anwendung:
Akne	Warme Gesichtskompressen mit Aufguß
Sonnenbrand, leichte Verbrennungen	Warme Kompressen mit Aufguß
Durchliegeschäden (Dekubitus)	Ringelblumensalbe einreiben
Ekzem	Warme Kompressen, Salbe einreiben
Entzündete Wunden	Mit Ringelblumensalbe betupfen, warme Wickel oder Kompressen
Entzündungen in Mund und Rachen	Mit Aufguß gurgeln oder spülen
Furunkel	Mit Ringelblumensalbe betupfen, warme Kompressen
Geschwüre	Warme Wickel, Kompressen mit Aufguß oder Salbe
Riß- und Quetschwunden	Warme Wickel, Kompressen mit Aufguß oder Salbe
Schlecht heilende Wunden	Warme Wickel, Kompressen mit Aufguß oder Salbe

Haut und Schleimhaut

Überprüfen Sie bei offenen Verletzungen immer, ob Sie ausreichend gegen Tetanus geimpft sind

Zur Behandlung von Wunden und Geschwüren, zum Beispiel an den Unterschenkeln, sind feuchte Wickel oder Kompressen mit einem Aufguß aus getrockneten Ringelblumenblüten sehr gut geeignet. Achten Sie darauf, daß das Tuch, das auf Stellen zu liegen kommt, die sich entzünden können oder schon entzündet sind, sauber und möglichst keimfrei ist. Reiben Sie Wundschorf – zum Beispiel bei der Reinigung der Wunde mit Ringelblumenaufguß – nicht weg, wenn er sich nicht leicht löst, damit keine Narben entstehen.

Rezepte

▶ *Kleinere entzündete Wunden, Furunkel:*
Betupfen Sie die entzündete Stelle mehrmals täglich mit Ringelblumensalbe, und machen Sie eventuell einen Verband mit einer sterilen Mullbinde. Oder legen Sie warme Wickel beziehungsweise Kompressen (Seite 158, 162) mit einem Aufguß aus Ringelblume an, die Sie mit Leukoplast befestigen.

▶ *Akne:*
Machen Sie zweimal pro Woche warme Gesichtskompressen (Seite 162) mit einem Aufguß aus Ringelblume.

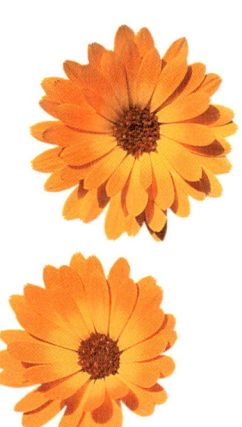

▶ *Schlecht heilende Wunden, Geschwüre:*
Machen Sie mehrmals täglich warme Wickel oder Kompressen (Seite 162) mit einem Aufguß aus Ringelblume oder mit Ringelblumensalbe.

▶ *Kleinere Riß-, Quetsch- und Brandwunden:*
Machen Sie mehrmals täglich warme Kompressen mit einem Aufguß aus Ringelblumen.

▶ *Ekzeme:*
Reiben Sie die betroffenen Hautstellen mehrmals täglich mit Ringelblumensalbe ein, machen Sie bei großflächigeren Stellen warme Wickel mit einem Aufguß aus Ringelblume. Zusätzlich können Sie Ganzkörperwaschungen mit Apfelessig (Seite 169) durchführen und regelmäßig mit Kamille baden (Seite 112).

▶ *Durchliegeschäden bei bettlägerigen Patienten:*
Massieren Sie die gefährdeten Stellen zweimal täglich mit Salbe, um Schäden an der Haut vorzubeugen. Sind diese bereits entstanden, reiben Sie sie so häufig wie möglich mit Ringelblumensalbe ein.

▶ *Entzündungen in Mund und Rachen:*
Spülen beziehungsweise gurgeln Sie mit dem noch warmen Ringelblumenaufguß mehrmals täglich.

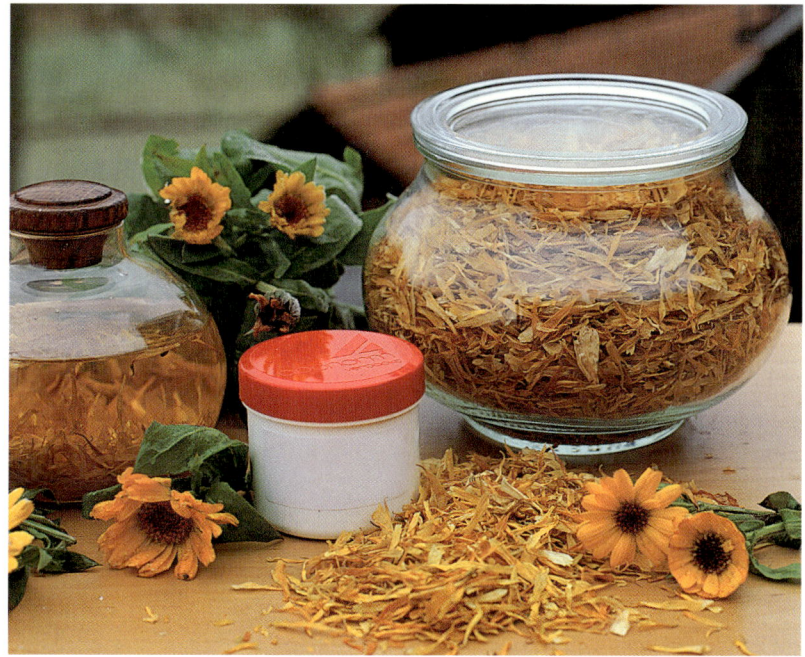

Vor allem Ringelblumensalbe und -aufguß werden verwendet

Schwarzkümmel

Uraltes Würz- und Heilmittel

Über Jahrhunderte wurde Schwarzkümmel in Europa als Gewürz verwendet, und seine heilende und vorbeugende Wirkung bei Entzündungen, Schlangenbiß, Milcharmut oder gar Tollwut war weithin geschätzt. Im 18. Jahrhundert vergaß man die vielseitige Pflanze immer mehr, und heute wird Schwarzkümmel in Europa kaum noch angebaut.

In Ägypten dagegen, aber auch in anderen arabischen Ländern, ist die Pflanze seit über 3000 Jahren ein alltägliches Würz- und Heilmittel. Dort wird er heute noch als Pflegemittel für Haut, Haare und Nägel und zur Behandlung von Erkältung, Fieber und Kopfschmerzen geschätzt, vor allem aber auch gegen Impotenz und Frauenbeschwerden. »Schwarzkümmel heilt jede Krankheit – außer den Tod«, lehrte der Prophet Mohammed.

In der europäischen Volksheilkunde wurde Schwarzkümmel lange Zeit bei Verdauungsbeschwerden angewandt. Er war für seine wundheilende und krampflösende Wirkung bekannt. In letzter Zeit erfährt die über 200 Jahre fast vergessene Pflanze dank überraschender Heilerfolge auch in Europa wieder eine Renaissance.

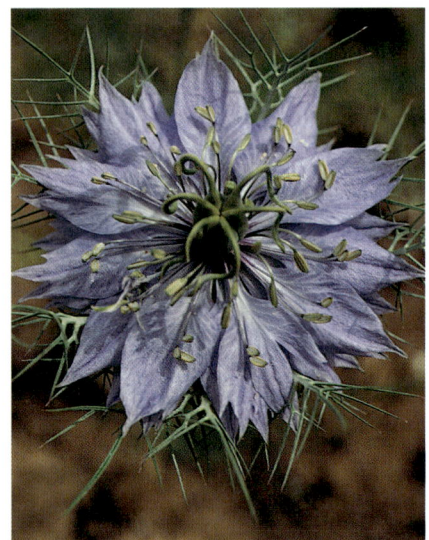

Schwarzkümmel blüht zwischen Juli und September

So erkennen Sie den Echten Schwarzkümmel

Der Echte Schwarzkümmel *(Nigella sativa)*, auch Schwarzer Kreuzkümmel genannt, ist weder mit unserem Gewürzkümmel noch mit dem indischen Kreuzkümmel verwandt. Er wächst in vielen arabischen Ländern, Indien und Südeuropa. Der in Deutschland angebotene Schwarzkümmel stammt meist aus Ägypten, weil dort die Qualität besonders gut ist.

Die krautige Pflanze wird bis zu 50 Zentimeter hoch. Ihr leicht behaarter Stengel ist einfach oder verzweigt mit dreifach gefiederten Blättern. Schwarzkümmel hat zwischen Juli und September weiße Blüten, die an ihren Spitzen leicht grünlich oder bläulich gefärbt sind. Die schwarzen, dreikantigen Samen befinden sich in mohnähnlichen Kapseln und sind etwa drei Millimeter lang.

In Europa ist Schwarzkümmel in den Gärten und der freien Natur selten geworden

Es gibt in der Familie des Schwarzkümmels auch Mitglieder, die keine heilende Wirkung besitzen oder sogar giftig sind. So etwa der Gartenschwarzkümmel *(Nigella damascena)*, auch türkischer Kümmel genannt. Er wird – wie auch der giftige *Nigella garidella* – bei uns häufig als Zierpflanze angebaut.

Schwarzkümmel anbauen und ernten

Schwarzkümmel kann auch sehr gut im mitteleuropäischen Klima im Garten angebaut werden. Sie brauchen dazu die schwarzen reifen Samen. Die Aussaat erfolgt im Spätsommer, nach einem Jahr wird geerntet, dann stirbt die Pflanze ab. Das Kraut mit den hellbraunen Kapseln muß gut getrocknet werden.

Was den Schwarzkümmel so wirksam macht

Die erstaunliche Heilwirkung des Schwarzkümmels beruht auf dem Zusammenspiel einer ganzen Reihe von Wirkstoffen. Neben einem sehr hohen Anteil ungesättigter Fettsäuren sind zum Beispiel ätherische Öle, Gerb- und Bitterstoffe enthalten. Die Fettsäuren sollen in erster Linie für die immunregulierende Wirkung des Schwarzkümmels verantwortlich sein: Eine zu schwache ebenso wie eine überschießende Reaktion auf »Eindringlinge« wird ausgeglichen. Deshalb beugt der Schwarzkümmel Erkältungskrankheiten und anderen Infektionen vor und lindert Erkrankungen mit allergischem Hintergrund wie Asthma, Neurodermitis oder Heuschnupfen. Ein weiterer Inhaltsstoff, das Nigellon, vermindert den Krampf in den Bronchien bei Keuchhusten und Asthma.

Hilft gegen Infektionen und Allergien

Schwarzkümmelsamen hilft außerdem bei Verdauungsbeschwerden wie Blähungen oder Durchfall. Das ebenfalls in den Samen enthaltene Thymochinon wirkt galletreibend und beugt so Gallenkoliken vor. Schwarzkümmel senkt zudem den Blutzucker.

Unerwünschte Nebenwirkungen

Nebenwirkungen sind bei Schwarzkümmel nicht zu befürchten. Überdosierungen sollten jedoch vermieden werden, um eine Reizwirkung auf Magen und Darm auszuschließen.

❗ Wichtig für Diabetiker

Schwarzkümmel senkt den Blutzucker. Deshalb sollten Diabetiker ihn nur unter Blutzuckerkontrolle und größere Mengen nur in Absprache mit dem Arzt einnehmen.

So verwenden Sie Schwarzkümmel

Kaufen Sie Fertigpräparate nur in Apotheken oder Naturkostläden, und am besten nur ein ägyptisches Produkt. Bei Billigprodukten, die häufig im Ausland hergestellt werden, besteht die Gefahr, daß giftige Sorten enthalten sind. Vielen Präparaten sind Vitamine – vor allem Beta-Karotin oder Vitamin E – zugesetzt, da in den Schwarzkümmelsamen selbst nur wenige enthalten sind.

Tee

Rezept

▶ *Was Sie brauchen:*
Schwarzkümmelsamen, in Deutschland meist in orientalischen Lebensmittelgeschäften erhältlich.
▶ *So wird's gemacht:*
2 Teelöffel Samen im Mörser zerstoßen und mit 1 Tasse kochendem Wasser übergießen. Nach 10 Minuten abseihen. Zweimal täglich 1 Tasse trinken.

T!p **Schwarzkümmel als Gewürz**

Verwenden Sie die Samen auch als Gewürz in Salaten oder in selbstgebackenem Brot, oder zaubern Sie mit den gemahlenen oder im Mörser zerstoßenen Samen einen Hauch von Orient in Kaffee oder Tee.

*Schwarzkümmel-
öl muß trocken
und kühl gelagert
werden*

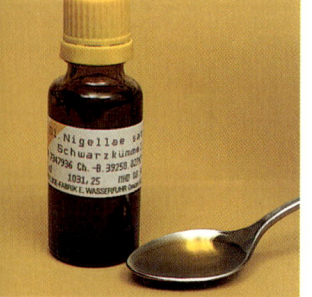

Schwarzkümmelöl

Schwarzkümmelöl ist in Kapseln dosiert oder in einem Fläschchen erhältlich. Es sollte ohne den Zusatz von Chemikalien kaltgepreßt sein und immer trocken und kühl gelagert werden, damit es nicht ranzig wird. Das offene Öl ist etwa ein halbes Jahr lang haltbar.
Ozonisiertes Schwarzkümmelöl stellen Apotheken oder auch manche Naturheilpraxen her. Das Öl wird durch die Aufbereitung mit Ozon cremig und läßt sich gut auf die Haut auftragen. Es tötet Erreger ab und desinfiziert die Haut schonend.
Wichtig: Atmen Sie das ozonisierte Öl nicht ein, und bringen Sie es nicht in die Augen!

Inhalationen, Gesichtsdampfbad

Rezept

▶ *Was Sie brauchen:*
Schwarzkümmelsamen, Schwarzkümmelöl, heißes Wasser

▶ *So wird's gemacht:*

2 Teelöffel Schwarzkümmelsamen zusammen mit 20 Tropfen Schwarzkümmelöl in eine Schüssel geben, mit etwa 2 Liter heißem Wasser aufgießen. Den Kopf über den Dampf halten, dabei ein Handtuch zeltartig über Kopf und Schüssel breiten. Etwa 10 Minuten lang die aufsteigenden Dämpfe einatmen.

Dosierung

Bei der kurmäßigen Behandlung sollten täglich etwa 1,5 bis 3 Gramm Schwarzkümmelöl über 3 bis 6 Monate eingenommen werden. 1 Gramm Öl entspricht bei den meisten Präparaten 2 bis 3 Kapseln beziehungsweise 25 Tropfen. Bei chronischen Krankheiten sollten täglich 3 Gramm eingenommen werden. Kleinkinder bis zu 4 Jahren erhalten 2 Kinderkapseln beziehungsweise 1 Teelöffel Öl täglich auf zwei Portionen verteilt, Kinder von 4 bis 12 Jahren bis zu 3 Kapseln.

Dabei hilft Schwarzkümmel

Immunsystem, Magen-Darm-Trakt und die Haut sind die Zielbereiche einer Therapie mit Schwarzkümmel.

Die wichtigsten Anwendungen auf einen Blick

Beschwerden:	Möglichkeiten der Anwendung:
Abwehrschwäche	Kur mit Schwarzkümmelöl
Akne	Kur mit Schwarzkümmelöl, Gesichtsdampfbad
Allergien	Öl oder Kapseln einnehmen, Tee trinken
Asthma	Öl oder Kapseln einnehmen, inhalieren
Bronchitis	Öl oder Kapseln einnehmen, inhalieren
Erkältungskrankheiten, Grippe	Kur mit Schwarzkümmelöl, inhalieren
Hautpilz	Mit ozonisiertem Öl bestreichen
Magen-Darm-Beschwerden	Samen, Öl oder Kapseln einnehmen, Tee trinken
Neurodermitis	Öl oder Kapseln einnehmen, Haut mit Öl einreiben

Geschwächtes Abwehrsystem

Menschen mit einem geschwächten Immunsystem leiden häufiger unter Erkältungen oder auch Pilzbefall. In diesem Fall ist die Behandlung mit Schwarzkümmel sehr wirksam. Zusätzlich sollten Sie auf gesunde Ernährung und ausreichende Bewegung an der frischen Luft achten.

Rezepte

▶ *Abwehrschwäche:*
Machen Sie bei allgemeiner Anfälligkeit für Infektionen eine Kur mit dreimal täglich 1 bis 2 Kapseln Schwarzkümmelöl über einen längeren Zeitraum bis zu einem halben Jahr.

▶ *Erkältungskrankheiten:*
Nehmen Sie beim ersten Frösteln und Kitzeln im Hals sofort dreimal täglich 2 bis 3 Kapseln ein. Behalten Sie diese erhöhte Dosierung ein paar Tage bei. Bricht die Erkältung trotzdem aus, verläuft sie meist schwächer, in vielen Fällen kann aber das so gestärkte Abwehrsystem die Eindringlinge besiegen.

Wichtig!

Wichtig: Wenn der Körper durch eine schwere Erkältung oder Grippe schon geschwächt ist, darf, um das Immunsystem sanft zu stimulieren, nur die normale Dosis von dreimal täglich 1 Kapsel eingenommen werden.

▶ *Bronchitis:*
Eine akute Bronchitis im Zusammenhang mit einer Erkältung oder Grippe heilt schneller aus, wenn Sie dreimal täglich 2 Kapseln Schwarzkümmelöl einnehmen. Inhalieren Sie zusätzlich zweimal täglich.

Eine sofortige Wirkung wie beispielsweise nach der Gabe von Kortison gibt es bei Naturheilmitteln nicht

Fehlreaktionen des Immunsystems (Allergien)

Mittlerweile gibt es nur noch wenige Menschen, die nicht an einer Form von Allergie leiden: Heuschnupfen, allergisches Asthma, Nahrungsmittelallergien, Neurodermitis sind Ausdruck dafür, daß das Immunsystem harmlose Stoffe für Feinde hält und bekämpft. Diese Überreaktion kann »nur« unangenehme Symptome wie Niesreiz oder Jucken der Haut hervorrufen, aber auch zum allergischen Schock etwa nach einem Bienenstich führen. Die Behandlung mit Schwarzkümmel reguliert diese Fehlreaktionen auf sehr sanfte Weise. Dazu muß das Naturheilmittel unbedingt über einen längeren Zeitraum eingenommen werden.

Rezepte

▶ *Asthma:*
Asthmatiker können – neben der oft nicht zu vermeidenden Therapie mit Kortison und anderen chemischen Substanzen – immer wieder Kuren mit Schwarzkümmelsamen durchführen.
Nehmen Sie dazu über 3 Monate oder länger dreimal täglich 1 bis 2 Kapseln ein. Inhalieren Sie zusätzlich einmal täglich.

▶ *Heuschnupfen:*
Nehmen Sie während der Pollenflugzeit dreimal täglich 2 Kapseln ein, während des übrigen Jahres dreimal 1 Kapsel. Trinken Sie bei akuten Beschwerden zusätzlich mehrmals täglich 1 Tasse Schwarzkümmeltee, und inhalieren Sie zweimal täglich. Wenn die Beschwerden nachlassen, können Sie die Dosis reduzieren.

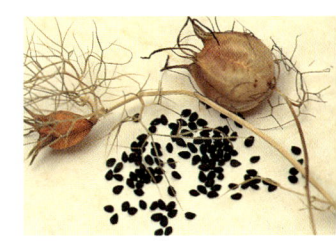

Magen-Darm-Beschwerden

Die Wirkstoffe der Schwarzkümmelsamen lindern zuverlässig leichte Magen-Darm-Verstimmungen wie Völlegefühl, Sodbrennen, Blähungen, Durchfall oder Verstopfung.

Rezept

▶ Nehmen Sie bei akuten Beschwerden dreimal täglich 2 Kapseln ein. Regen Sie vor den Mahlzeiten die Verdauung mit jeweils 1 Tasse Schwarzkümmeltee an.

Hauterkrankungen

Schwarzkümmel hilft besonders gut bei Störungen der Haut. Hier empfiehlt sich immer eine Kombination von innerlicher und äußerlicher Behandlung. Aber auch eine gesunde Haut profitiert von den wertvollen Inhaltsstoffen des Schwarzkümmels: Müde Haut erscheint wieder frischer und geschmeidiger, und Haare und Fingernägel werden glänzend und fest.

Tip

Das Öl vorwärmen
Wollen Sie das Öl unverdünnt auf kleinere Stellen der Haut auftragen, wärmen Sie es im Wasserbad leicht an, damit es von der Haut gut aufgenommen werden kann.

▶ *Akne:*
Machen Sie regelmäßig eine Kur mit dreimal täglich 1 bis 2 Kapseln Schwarzkümmelöl über 3 bis 6 Monate. Gönnen Sie sich zusätzlich möglichst mehrmals pro Woche ein Gesichtsdampfbad.

Rezepte

▶ *Neurodermitis, Ekzeme:*
Nehmen Sie über mehrere Monate, bis eine deutliche Besserung eintritt, täglich 2 bis 3 Kapseln ein, und reiben Sie die Haut mehrmals täglich an den erkrankten Stellen mit unverdünntem Schwarzkümmelöl ein.

▶ *Pilzbefall:*
Bestreichen Sie von Pilzen befallene Hautstellen dreimal täglich mit ozonisiertem Schwarzkümmelöl. Nehmen Sie zusätzlich die normale Dosis Öl als Tropfen oder Kapseln ein.

Sonnenhut

Wundermittel fürs Immunsystem

Die Heimat des Sonnenhuts, bei uns besser bekannt unter dem lateinischen Namen Echinacea, ist Nordamerika. Bei den Indianern war er eine der am häufigsten genutzten Heilpflanzen. Sie setzten ihn bei Schmerzen, Vergiftungen, Krämpfen, zur Immunstärkung, sogar bei Brustkrebs, hauptsächlich aber zur Behandlung von Wunden ein.
Nach Europa kam der Sonnenhut im 18. Jahrhundert. Das Wissen von seiner heilenden Wirkung – zuerst als Homöopathikum – verbreitete sich dann zu Beginn unseres Jahrhunderts. Seit dem Zweiten Weltkrieg werden auch in Europa verschiedene Echinacea-Arten kultiviert, so daß der Bedarf nicht mehr aus den bedrohten Wildbeständen gedeckt werden muß.

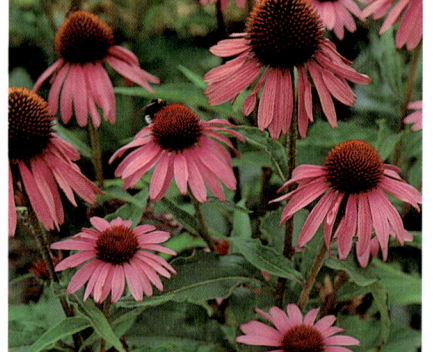

Die Blüte des Sonnenhutes ist geformt wie ein Hut

So erkennen Sie den Sonnenhut

Der Schmalblättrige Sonnenhut *(Echinacea angustifolia)* und der Blasse Sonnenhut *(Echinacea pallida)* wachsen in ihrer nordamerikanischen Heimat auf trockenem Boden wie auf Sandbänken, Prärien oder in trockenen Wäldern, der Rote Sonnenhut *(Echinacea purpurea)* wird in Kulturen in Europa angebaut. Die Pflanze bekommt lange rosa- bis purpurfarbene Blüten und glattrandige längliche Blätter, Stengel und Blätter sind behaart. Sie blüht von Juni bis September. Der Schmalblättrige Sonnenhut wird nur bis zu einem halben Meter hoch, der Rote Sonnenhut dagegen wird etwa doppelt so groß.

Sonnenhut anbauen und ernten

Die Heilpflanze Echinacea kann in unserem mitteleuropäischen Klima ohne Probleme auch im Garten angebaut werden. Am besten eignet sich dafür der Rote Sonnenhut. Die Pflanze ist nicht nur reich an Wirkstoffen, sondern ziert mit ihren wunderschönen Blüten von Juni bis Oktober den Garten oder auch den Balkon. Auch der Blasse Sonnenhut eignet sich gut zum Selbstanbau.
Der Rote Sonnenhut ist eine mehrjährige Staudenpflanze; er ist relativ anspruchslos: Am besten wächst er an sehr sonnigen Plätzen, aber auch im Halbschatten. Er kann eventuell mit organischem Dünger ge-

Der Sonnenhut wächst auch in Mitteleuropa problemlos

düngt werden. Wenn die Pflanze etwa einen halben Meter hoch geworden ist, sollte sie abgestützt werden, damit sie nicht umknickt. Die frischen Pflanzen werden am besten geerntet, wenn sie gerade aufblühen, die frischen Wurzelausläufer dagegen erst im Herbst. Zum Trocknen wird das Kraut an einem schattigen, trockenen Ort aufgehängt. Die Wurzeln werden gesäubert, etwas zerkleinert und extra getrocknet. Die Pflanzenteile können dann in Alkohol oder Salbengrundlage haltbar gemacht werden.

Was Sonnenhut so wirksam macht

Der wichtigste Inhaltsstoff aller Echinacea-Arten ist das Echinacin. Zur Gesamtwirkung tragen aber noch viele andere Stoffe bei, wie ätherische Öle, Flavonoide, Harze, Bitterstoffe, Phytosterine. Der Rote Sonnenhut enthält zusätzlich Alkaloide und Vitamin C.

Die besondere Wirkung von Echinacea ist die Aktivierung des Immunsystems: Die Menge der weißen Blutkörperchen und die Aktivität der Freßzellen nehmen zu. Das blutbildende System wird insgesamt aktiviert.

Echinacea erhöht die Konzentration der Streßhormone im Blut, die zur Bewältigung einer Krankheit notwendig sind

Die Behandlung mit Echinacea ist in manchen Fällen sogar der mit Antibiotika ebenbürtig. Beispielsweise soll bei Kindern mit Keuchhusten genauso wie mit Antibiotika der quälende Husten schon nach 2 statt nach 4 bis 8 Wochen abklingen. Außerdem tritt die für Keuchhusten typische Krampfphase nicht auf. Bei der echten Virusgrippe helfen Echinacea-Injektionen, Komplikationen zu vermeiden, die Krankheit verläuft bei den meisten Behandelten schwächer oder klingt sogar sofort ab. Chronische beziehungsweise häufig wiederkehrende, schwer behandelbare Infektionen, zum Beispiel der Nasennebenhöhlen oder des Unterleibs, chronische Blasenentzündungen, eine Reizblase oder Entzündungen der Prostata konnten ebenfalls in vielen Fällen durch Echinacea-Injektionen geheilt werden.

Ein weiterer Inhaltsstoff, das Echinacosid in den Wurzeln von *E. angustifolia,* ist, äußerlich angewendet, direkt gegen Bakterien, Viren und Pilze wirksam. Es tötet diese zwar nicht ab, aber es hindert die Erreger daran, in den Körper einzudringen, Pilze werden deutlich im Wachstum gehemmt. Zusätzlich regt der Wirkstoff vermehrt die Bildung von Fibroblasten an, dem Reparaturmaterial des Gewebes. So gehen Schwellungen und Entzündungen schneller zurück.

Bei äußerlicher Anwendung wird das Eindringen von Erregern verhindert

Unerwünschte Nebenwirkungen

Bei einer Allergie auf Korbblütler können Übelkeit, Durchfall oder bei äußerlicher Anwendung Brennen, Jucken oder Hautausschläge auftreten. In diesem Fall muß die Behandlung abgebrochen werden.

Echinacea-Präparate sollten nicht bei AIDS und einer HIV-Infektion, Multipler Sklerose, Tuberkulose, Leukosen, Kollagenosen und anderen Autoimmunerkrankungen eingesetzt werden.

Wichtig!

Wichtig: Echinacea darf nicht länger als acht Wochen angewendet werden. Bei längerer Einnahme besteht die Gefahr, daß das Immunsystem der gewünschten Wirkung entgegengesetzt reagiert!

So verwenden Sie Sonnenhut

Vorsicht vor verfälschten Präparaten

Kaufen Sie Echinacea-Präparate nur in der Apotheke. Durch Mischen mit anderen Arten sind Verfälschungen möglich. Von dem am häufigsten verwendeten Preßsaft auf alkoholischer Basis ist bei den meisten Präparaten die normale Dosierung für Erwachsene dreimal täglich 40 Tropfen. Kleinkinder bekommen 5 Tropfen, Kinder 10 Tropfen bis zu fünfmal täglich in Flüssigkeit. Sollen keine alkoholischen Präparate eingenommen werden, verwenden Sie Tabletten.

Stoßtherapie

Bei der Behandlung von Infektionen mit Echinacea-Präparaten hat sich eine einleitende Stoßtherapie bewährt. Am ersten Tag nehmen

- Erwachsene: 40 Tropfen, danach alle 1 bis 2 Stunden 20 Tropfen, vom nächsten Tag an dreimal täglich 40 Tropfen
- Kinder: 20 Tropfen, danach alle 1 bis 2 Stunden 10 Tropfen
- Kleinkinder: 10 Tropfen, danach alle 1 bis 2 Stunden 5 Tropfen

! Bitte beachten Sie

Kindern im ersten Lebensjahr sollten Echinacea-Präparate (auch Salbe!) gar nicht gegeben werden, auch Kleinkinder mit Allergien sollten bis zum dritten Lebensjahr nicht damit behandelt werden.

Tropfen, Dragees, Tabletten und Ampullen

- **Tropfen** enthalten Preßsaft auf Alkoholbasis. Sie sind am wenigsten allergen, da die Eiweiße, auf die der Körper allergisch reagiert, in der alkoholischen Lösung kaum mehr vorhanden sind.
- **Dragees** und **Tabletten** können gegeben werden, wenn auf Alkohol verzichtet werden soll.
- **Ampullen** dienen zur Injektion durch Arzt oder Heilpraktiker. Dazu muß allerdings in jedem Fall eine Allergie ausgeschlossen sein.

Lutschtabletten, Gurgellösung, Mundwasser

Bei Erkältungskrankheiten mit Entzündungen der oberen Atemwege empfehlen sich Lutschtabletten, Gurgellösungen und Mundwasser, da diese schon im Rachen wirken.

Tee, Brei für Auflagen

▶ 2 Teelöffel getrocknete Pflanzenteile mit 1 Tasse kochendem Wasser übergießen, 10 Minuten zugedeckt ziehen lassen, abseihen.
▶ 2 frische oder getrocknete Wurzeln oder 1 ganze Pflanze kleinschneiden, die getrockneten Pflanzenteile im Mörser zerstoßen, etwas Wasser hinzugeben und im Mixer pürieren, die frischen Teile gleich pürieren.

Rezepte

Salbe, Lippenstift, Seife

Salbe eignet sich für die Behandlung der Haut. Bei aufgesprungenen, wunden Lippen hilft ein Echinacea-Lippenstift. Bei Hautunreinheiten und Akne können Sie sich mit Echinacea-Seife waschen.

Homöopathische Zubereitungen

Von Homöopathen wird Echinacea größtenteils bei denselben Krankheiten eingesetzt, wie dies bei den Pflanzenpräparaten der Fall ist.

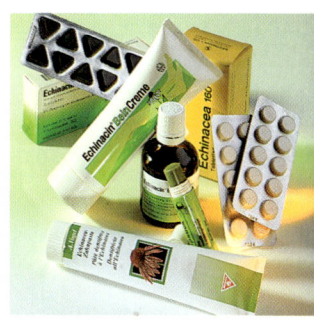

Es gibt sehr viele verschiedene Sonnenhutpräparate zu kaufen

Dabei hilft der Sonnenhut

Wichtigste Einsatzgebiete des Sonnenhuts sind Infektionen jeder Art. Auch zusätzlich zu einer Antibiotika-Therapie können Sie Ihr Immunsystem mit Echinacea unterstützen.
Wichtig: Besprechen Sie die zusätzliche Einnahme von Echinacea und die Dosierung mit Ihrem Arzt. In jedem Fall sollte die Einnahme von Echinacea 1 bis 2 Wochen über die der Antibiotika hinausgehen.

Wichtig!

T!p

Für die Reiseapotheke

Nehmen Sie Echinacea mit auf Reisen: Die Heilsalbe hilft bei Hautverletzungen und Insektenstichen, der Preßsaft oder Tabletten eignen sich für die Infektabwehr. Tabletten können für Wickel und Spülungen auch zerrieben und in etwas abgekochtem Wasser aufgelöst werden.

Die wichtigsten Anwendungen auf einen Blick

Beschwerden:	Möglichkeiten der Anwendung:
Abwehrschwäche	Preßsaft einnehmen
Blasenentzündung	Preßsaft einnehmen mit vorangehender Stoßtherapie
Entzündungen am Auge	Auflage mit Echinacea-Brei oder -Salbe, Preßsaft einnehmen
Entzündungen in Mund und Rachen	Mit verdünntem Preßsaft gurgeln
Erkältung, Grippe	Preßsaft einnehmen mit vorangehender Stoßtherapie
Gürtelrose	Wickel mit Echinacea-Brei oder verdünntem Preßsaft, Preßsaft einnehmen
Hautpilz	Salbe auftragen, Preßsaft einnehmen
Infizierte Wunden	Mit Salbe betupfen, Auflage mit Echinacea-Brei oder verdünntem Preßsaft
Lippenherpes	Mit Salbe oder Preßsaft betupfen
Pilzbefall der Scheide	Preßsaft einnehmen

Abwehrschwäche

Wenn verstärkte Ansteckungsgefahr besteht (Klimaanlagen, Umgang mit vielen Menschen, Abwehrschwäche, Krankenhausaufenthalt, Fernreise) oder auch wenn Sie wegen wichtiger Termine auf keinen Fall eine Erkältung bekommen möchten, sollten Sie eine Echinacea-Kur durchführen.

Rezept

▶ Nehmen Sie über 3 Wochen dreimal täglich 40 Tropfen nach dem Essen mit etwas Flüssigkeit ein. Wiederholen Sie die Kur bei Bedarf nach drei Wochen.

Augenentzündungen

Auch Entzündungen am Auge wie Bindehautentzündung, Gerstenkorn oder Lidrandentzündung können gut mit Echinacea behandelt werden.

Rezept

▶ Legen Sie eine Auflage mit frisch zubereitetem Echinacea-Brei oder -Salbe auf das geschlossene Auge, und lassen Sie das Ganze etwa eine Viertelstunde einwirken. Nach Bedarf wiederholen.

Erkältungskrankheiten

Bei Erkältungskrankheiten muß besonders auf die Echinacea-Art geachtet werden: Zubereitungen aus *Echinacea purpurea* helfen hier sehr gut, während *Echinacea angustifolia* kaum Wirkung zeigt.

▶ Führen Sie bei den ersten Anzeichen einer Erkältung eine Stoßtherapie durch, dann fahren Sie mit der normalen Dosierung fort, bis die Beschwerden behoben sind.

Rezept

Harnwegsinfekte

Infektionen der ableitenden Harnwege, auch Blasenentzündung genannt, oder die sogenannte Reizblase können mit Echinacea behandelt werden.

▶ Führen Sie eine Stoßtherapie durch, und fahren Sie dann mit der normalen Dosierung fort. Trinken Sie zusätzlich abwechselnd Tee aus Echinacea, Nieren- und Blasentee und Apfelessig-Honig-Getränk (Seite 18).

Rezept

Haut und Schleimhaut

Hautinfektionen durch Viren, Bakterien oder Pilze, aber auch schlecht heilende Wunden können mit Echinacea gut behandelt werden. Bei Herpes wirken Zubereitungen aus *Echinacea purpurea* sehr gut, aus *Echinacea angustifolia* kaum.

▶ *Lippenherpes, Gürtelrose:*
Tupfen Sie sofort bei den ersten Anzeichen etwas Salbe auf die betroffenen Stellen. Bei Gürtelrose können Sie zweimal täglich einen Wickel mit Echinacea-Brei oder verdünntem Preßsaft machen (Seite 160). Zusätzlich Preßsaft einnehmen.

▶ *Infizierte oder schlecht heilende Wunden:*
Betupfen Sie die Wunde mit Echinacea-Salbe, oder machen Sie eine Auflage mit Echinacea-Brei oder mit verdünntem Preßsaft (Seite 161).

▶ *Entzündungen in Mund und Rachen:*
Stellen Sie eine Gurgellösung aus 2 Teilen Wasser und 1 Teil Echinacea-Preßsaft her, und gurgeln Sie dreimal täglich damit, bis die Entzündung geheilt ist.

▶ *Pilzbefall der Scheide:*
Zusätzlich zur Anti-Pilz-Therapie des Arztes können Sie über 8 Wochen Echinacea-Preßsaft einnehmen. Damit wird die Gefahr, daß die Infektion von neuem Fuß faßt, erheblich vermindert.

Rezepte

Weißdorn

Eine Hexenpflanze fürs Herz

In der chinesischen Medizin werden verschiedene Weißdornarten schon seit über tausend Jahren eingesetzt. In Europa dagegen war die heilende Wirkung des Weißdorns im Mittelalter bekannt, wurde dann aber wieder vergessen. Der Aberglaube schrieb ihm abwehrende Kräfte zu: Über die Tür gehängte Zweige sollten Hexen, ein Amulett mit Weißdornzweigen Krankheiten fernhalten.

Seit dem 19. Jahrhundert werden seine Blüten, Blätter und Früchte wieder als Tee bei Herzschwäche, aber auch bei Husten, Nieren- und Blasenbeschwerden oder Epilepsie verwendet. Weißdorn ist inzwischen wissenschaftlich anerkannt und gehört zu den am häufigsten verwendeten Heilpflanzen. Er ist heute aus der naturheilkundlichen Herztherapie nicht mehr wegzudenken.

So erkennen Sie Weißdorn

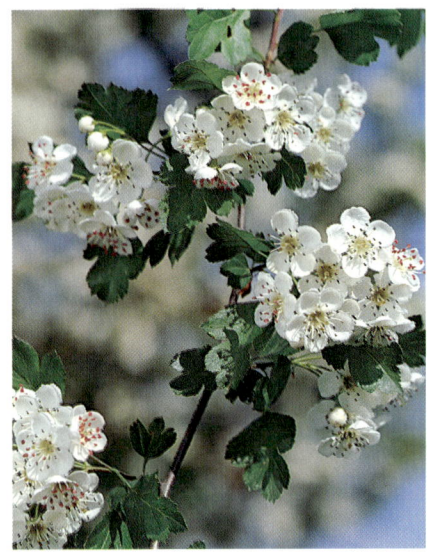

Weißdornblüten sind wunderschön anzusehen, riechen aber nach Heringslake

Der Weißdorn gehört zur Familie der Rosengewächse. Leider verströmt er nicht den für Rosen typischen betörenden Duft, sondern riecht recht unangenehm nach Heringslake. Zu medizinischen Zwecken werden der eingriffelige *(Crataegus monogyna)* und der zweigriffelige Weißdorn *(Crataegus laevigata)* verwendet. Beide Arten sind in ganz Europa verbreitet. Der bis zu 8 beziehungsweise 12 Meter hohe Strauch oder Baum wächst an sonnigen Hängen, in lichten Gebüschen, aber auch in Laubwäldern.

Seine Zweige haben spitze Dornen. Die Blätter sind an der Blattoberseite dunkelgrün, an der Unterseite heller grünlichblau gefärbt, dreilappig und an den Rändern unregelmäßig gesägt. Die weißen Blüten mit den roten Staubgefäßen blühen von Mai bis Juli. Weißdorn trägt außerdem rote Früchte. Blüten und Blätter haben einen leicht bitteren Geschmack, die getrockneten beerenartigen Scheinfrüchte sind süßlich-mehlig bis schleimig.

Weißdorn anbauen und ernten

Für eine Weißdornhecke werden etwa 15 Zentimeter große Stecklinge in zwei Reihen auf nährstoffarmem, kalkhaltigem Boden angepflanzt (Pflanzenabstand 45 Zentimeter, Reihenabstand 25 Zentimeter).

Weißdorn sollte jedes Jahr frisch geerntet werden. Während der Blütezeit werden die etwa 7 Zentimeter langen Zweigspitzen des blühenden Strauches gesammelt, später die reifen, feuerroten Früchte. Beides muß schnell getrocknet werden, allerdings bei Temperaturen unter 45 Grad C. Die getrockneten Pflanzenteile sollten vor Licht und Feuchtigkeit geschützt und gut verschlossen aufbewahrt werden, sonst verlieren die empfindlichen Inhaltsstoffe an Wirksamkeit.

Als »Zaundorn« oder »Heckendorn« grenzte die stachelbewehrte Pflanze früher Weiden und Felder ein

Was Weißdorn so wirksam macht

Weißdorn, in dem unter anderem ein hoher Anteil an Flavonoiden nachgewiesen wurde, ist eine mildwirkende Heilpflanze. Das Zusammenspiel seiner Inhaltsstoffe fördert die Durchblutung der Herzkranzgefäße. Der Herzmuskel wird gekräftigt und das Reizleitungssystems des Herzens stabilisiert, so daß auch leichte Herzrhythmusstörungen wieder normalisiert werden.

Die Erfahrung lehrt, daß Weißdorn allgemein durchblutungsfördernd wirkt, zur Vorbeugung von Arteriosklerose, bei nervöser Unruhe, Schlafstörungen, Wechseljahresbeschwerden geeignet ist und den Körper nach überstandener Krankheit wieder stärkt.

Wichtig: Vom Arzt verordnete Herzmedikamente dürfen nie ohne Rücksprache abgesetzt werden. Bei manchen Substanzen kann es durch das plötzliche Absetzen zu ernsten Komplikationen kommen. Auch die Dosierung eines Medikaments darf auf keinen Fall eigenmächtig geändert werden.

Wichtig!

So verwenden Sie Weißdorn

Sie können Weißdornblüten allein oder eine Mischung aus Blüten und Blättern kaufen. Die Blüten alleine sind deutlich teurer als die Mischung, möglicherweise aber auch wirksamer. Die Wirksamkeit ist allerdings für die Mischung gründlicher untersucht und nachgewiesen.

Tee

Ein Tee aus selbst gesammelten oder gekauften Blüten und Blättern empfiehlt sich zur Vorbeugung vor einer Herzschwäche und bei leichteren Beschwerden.

Rezept

▶ *Was Sie brauchen:*
Weißdornblüten und -blätter, heißes Wasser
▶ *So wird's gemacht:*
2 Teelöffel Weißdornblüten mit Blättern mit 1 Tasse Wasser überbrühen, den Tee 20 Minuten zugedeckt ziehen lassen, dann absieben.

Geschmackszutaten

Weißdorntee schmeckt etwas langweilig, süßen Sie ihn deshalb mit Honig, oder mischen Sie zum Beispiel 1 Teelöffel getrocknete Melissenblätter dazu.

Tropfen

Rezept

Mit Tropfen können Sie ebenfalls einer allgemeinen Herzschwäche vorbeugen; sie sind bei leichteren Beschwerden zu empfehlen.
▶ Eine weithalsige Flasche oder ein großes Glas zu einem Drittel mit frischen Blüten und Blättern füllen, mit klarem Schnaps aufgießen. 6 Wochen an einem warmen, sonnigen Ort stehenlassen, dann abseihen.

Fertigpräparate

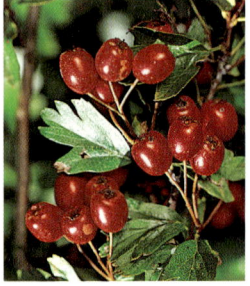

Bei stärkeren Beschwerden sollten Fertigpräparate mit standardisierter Wirkstoffmenge aus der Apotheke eingesetzt werden. Nehmen Sie pro Tag 600 bis 900 Milligramm Extrakt aus Blüten und Blättern ein.

Homöopathische Zubereitungen

In der Homöopathie wird »Crataegus« meist als Urtinktur bei Herzbeschwerden verwendet.

Die roten Früchte des Weißdorns haben einen sülich-mehligen Geschmack

✚ **Zum Arzt!**

Dabei hilft Weißdorn

Die volle Wirkung des Weißdorns tritt erst nach etwa 4 bis 8 Wochen ein, deshalb mindestens 6 Wochen lang einnehmen.
Wichtig: Wenn sich die Beschwerden nach sechswöchiger Einnahme nicht bessern oder wenn sich Wasser in den Beinen ansammelt, muß der behandelnde Arzt zu Rate gezogen werden. Bei Schmerzen in der Herzgegend, die in Arme, Oberbauch oder Halsgegend ausstrahlen können, und bei Atemnot muß sofort ein Arzt aufgesucht werden.

Die wichtigsten Anwendungen auf einen Blick

Beschwerden:	Möglichkeiten der Anwendung:
Beginnende Herzschwäche	Weißdorntee trinken oder Fertigpräparat einnehmen
Nervöse Herzbeschwerden	Tee aus Kräutermischung trinken

Vorbeugung gegen das Altersherz

Nach dem 30. Lebensjahr nimmt die Leistung des Herz-Kreislauf-Systems kontinuierlich ab. Bei Patienten über 65 Jahre ist die verminderte Herzleistung (Herzinsuffizienz) die am häufigsten gestellte Diagnose.

Weißdorn eignet sich hervorragend zur Vorbeugung und Behandlung einer leichten Herzschwäche. Die Ursachen dafür können eine altersbedingte Schwäche des Herzmuskels, beginnende Durchblutungsstörungen der Herzkranzgefäße oder auch vorübergehende Infektionskrankheiten wie Grippe oder Lungenentzündung sein. Mit der Kräftigung des Herzens bessern sich dann auch die begleitenden Symptome wie Leistungsminderung, rasche Ermüdbarkeit, Atemnot und Husten bei Belastung oder Abgeschlagenheit. Weißdornpräparate sollen bei leichter Herzinsuffizienz sogar eine ernstzunehmende Konkurrenz zu bestimmten synthetischen Präparaten, den ACE-Hemmern, sein.

▶ Nehmen Sie mit zunehmendem Alter jeden Tag ein- bis dreimal 25 Weißdorntropfen ein, oder trinken Sie zwei- bis dreimal täglich 1 Tasse Weißdorntee.

Die beste Vorbeugung ist regelmäßig wandern, schwimmen, radfahren

Rezept

Beginnende Herzschwäche (Herzinsuffizienz)

Die ersten Anzeichen einer beginnenden Herzinsuffizienz sind Atemnot, schnellere Ermüdbarkeit, schneller Puls, auch Bluthochdruck, unregelmäßiger Herzschlag bei alltäglicher Belastung. Diese Symptome verschwinden, wenn sich der Körper in Ruhe befindet.

▶ Trinken Sie täglich 3 Tassen Weißdorntee, oder nehmen Sie dreimal täglich 25 Weißdorntropfen ein. Wem das zu umständlich ist oder wer auf eine standardisierte Wirkstoffmenge Wert legt, sollte zu entsprechend dosierten Fertigpräparaten greifen.

Rezept

Nervöse Herzbeschwerden

Die »nervösen Herzbeschwerden« haben keine organische Ursache. Der Betroffene leidet unter Brustschmerzen, Herzklopfen, beschleunigtem Puls, starkem Schwitzen, verbunden mit Nervosität und Angstgefühlen. Diese Symptome sind im Gegensatz zu tatsächlichen organischen Beschwerden nicht von körperlicher Belastung abhängig.

▶ Lassen Sie sich in der Apotheke 20 Gramm Weißdorn (Blätter/Blüten), 10 Gramm Herzgespannkraut, 10 Gramm Melissenblätter und 10 Gramm Baldrian mischen. Überbrühen Sie von dieser Mischung 1 bis 2 Teelöffel mit 1 Tasse heißem Wasser, lassen Sie sie 10 Minuten ziehen. Trinken Sie täglich morgens und abends je 1 Tasse mit Honig gesüßt, bis die Beschwerden nachlassen.

Rezept

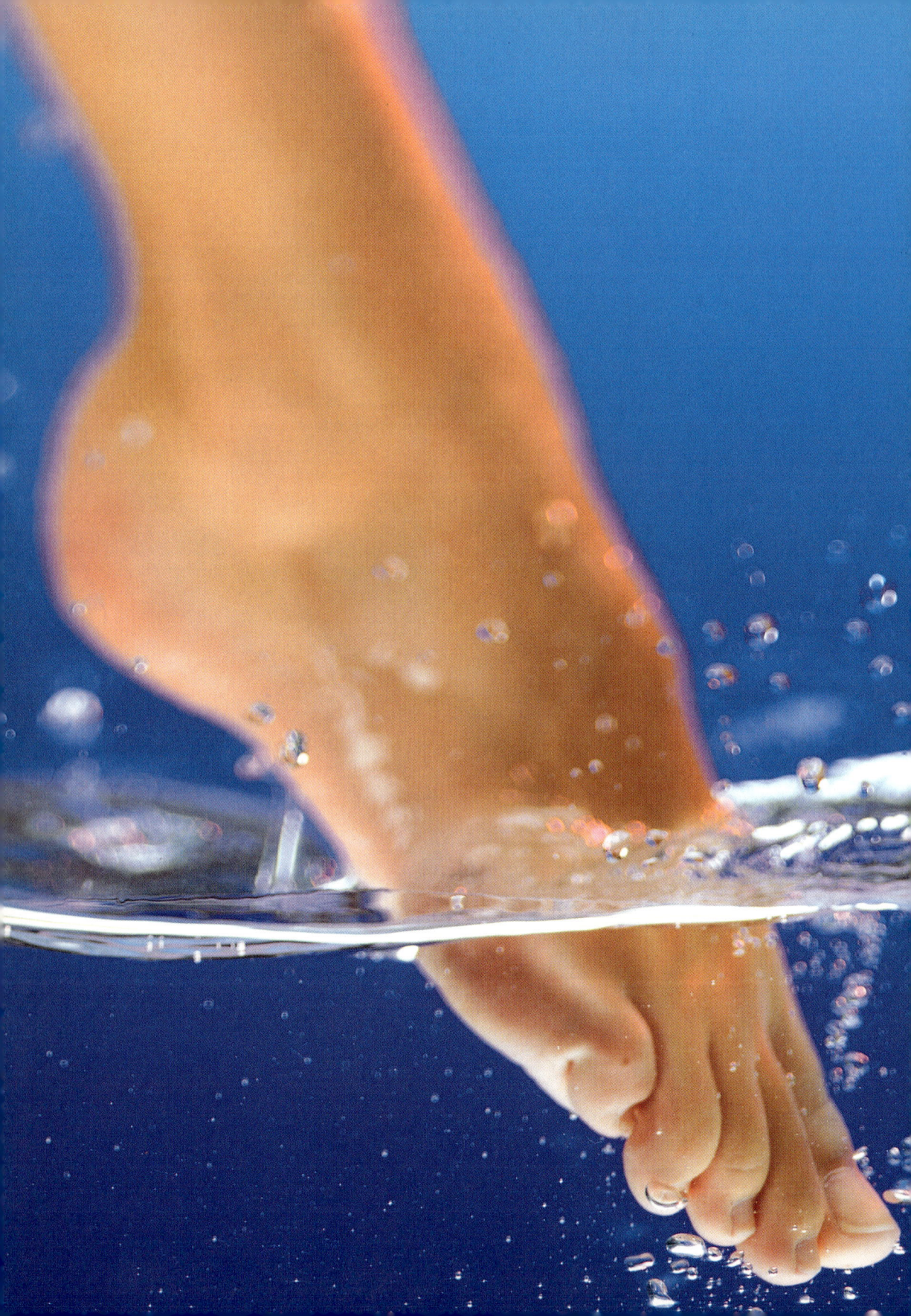

Wasser und Wickel

Wasser ist die Grundlage unserer Existenz, ohne Wasser gibt es kein Leben. Von Geburt an ist es das Element, in dem wir uns wohl fühlen. Sanft und kühl läuft es aus einer Quelle am Berghang, donnernd stürzt es die Felswand hinunter, kochend heiß sprüht es aus dem Geysir. Es ist durchscheinend und geschmacklos, schmeckt nach Salz, Eisen oder Kalk, riecht übel nach Schwefel oder kribbelt von natürlicher Kohlensäure.

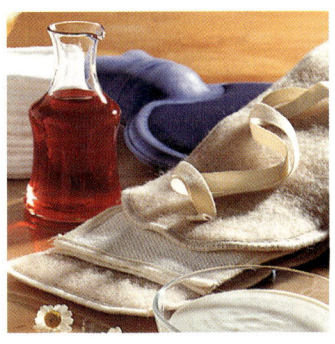

Alle diese Variationen können wir für unsere Gesundheit nutzen. Das Wissen um die heilende Kraft des Wassers gehört zu den ältesten medizinischen Erkenntnissen. Nicht nur das Trinken von Heilwasser wirkt sich auf unser Wohlbefinden aus, auch äußerliche Anwendungen wie Bäder, Wickel oder Güsse beeinflussen den gesamten Organismus – und das ganz ohne Nebenwirkungen. Im folgenden Kapitel erfahren Sie, wie Sie dieses Element nutzen können, um Beschwerden zu verhindern, zu lindern oder zu heilen. Entdecken Sie, daß eine medizinische Behandlung auch Spaß machen kann.

Heilquelle Wasser

Schon einige Jahrhunderte vor Christus, zur Zeit des Hippokrates, wußten die Menschen, daß Wasser heilen kann. Die Therapie mit Wasser und Temperaturreizen gehört zu den ältesten medizinischen Verfahren. In China und im antiken Rom gab es bereits ein sehr fortgeschrittenes Badewesen. Nachdem im Mittelalter die Badekultur wegen der »Lustseuchen« unterbrochen war, wurde die heilende Kraft des Wassers im 19. Jahrhundert wiederentdeckt. Pfarrer Sebastian Kneipp hörte von der immunstärkenden Wirkung von Wasseranwendungen, und es gelang ihm, sich mit deren Hilfe von der damals als unheilbar geltenden Lungentuberkulose zu heilen. Daraufhin erforschte er 30 Jahre lang die Wirkungen des Wassers, verfeinerte die Anwendungen und machte sie der breiten Bevölkerung zugänglich. Von den Ärzten, die seine Wasserkur als »Kaltwasser-Planscherei«

Wasser gehört zu den beeindruckendsten Naturkräften; ohne Wasser ist kein Leben möglich

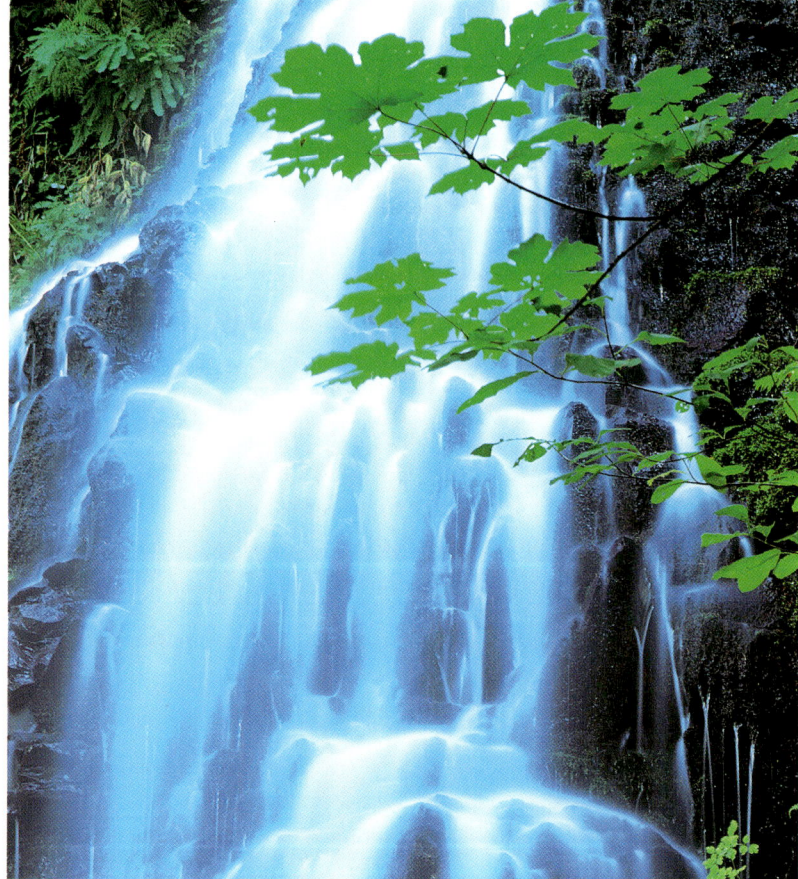

abtaten, wurde er erst spät akzeptiert. Kneippsche Anwendungen werden im Prinzip auch heute noch so vorgenommen wie damals. Verändert hat sich die Behandlung durch das fließende warme Wasser, das es damals nicht gab.

So helfen Wasser und Wickel

Wasser und Wickel werden zwar äußerlich angewendet, wirken aber auf den gesamten Organismus. Als erste Reaktion auf kaltes Wasser ziehen sich die Blutgefäße in und unter der Haut zusammen, um einen Wärmeverlust zu verhindern. Wird der Kältereiz dann geringer, werden die Blutgefäße besonders weit gestellt, damit genügend Sauerstoff und Nährstoffe an die kurzfristig unterversorgte Körperoberfläche gelangen können. Dadurch werden die Atmung, der Stoffwechsel, das Lymph- und das Immunsystem aktiviert und, über Nervenbahnen zur Haut, auch die inneren Organe angeregt.

Zudem werden das von uns nicht direkt beeinflußbare vegetative Nervensystem, die Produktion von Hormonen und der Wärmehaushalt reguliert, die Hautelastizität wird verbessert.

Der Organismus lernt, schneller auf Temperaturveränderungen zu reagieren

Kälte- und Wärmereize werden bei unterschiedlichen Krankheitsbildern eingesetzt: Der Kältereiz ist eher bei akuten Erkrankungen hilfreich. Er setzt das Schmerzempfinden herab, hemmt akute Entzündungsprozesse und steigert die Atemtätigkeit. Wärmereize dagegen helfen mehr bei chronischen Beschwerden und bei stark geschwächten oder frierenden Patienten. Wärme entkrampft die Bronchien und unterstützt den Organismus sanft bei der Bekämpfung der Krankheit.

So wird Wasser angewendet

Wasser ist fest, flüssig und gasförmig nutzbar und für jeden sehr leicht verfügbar. Es heilt Krankheiten, lindert Beschwerden und beugt Gesundheitsstörungen vor. Die Behandlung kann sehr fein auf jeden einzelnen Patienten abgestimmt werden. Ist ein Mensch beispielsweise durch eine Operation oder schwere Krankheit geschwächt, werden leichtere Reize eingesetzt als bei einem Gesunden.

Kalte Reize wirken stärker als warme

Die Stärke des Reizes durch das Wasser ist abhängig von der Temperatur, von der Dauer der Anwendung und von der Fläche der behandelten Körperregion. Wer nicht an Kältereize gewöhnt ist, sollte bei Kaltwasseranwendungen mit kleineren Reizen beginnen, damit der Körper erst einmal lernt, angemessen zu reagieren. Sie können zum Beispiel mit Kniegüssen anfangen, dann Schenkel-, Untergüsse und schließlich Vollgüsse durchführen. Ebenso kann der Reiz über die Temperatur gesteigert werden. Das Wasser für kalte Wickel sollte anfangs zwischen 22 und 24 Grad C haben, nach mehrmaliger Anwendung kann es kälter werden. Bäder dagegen sollten ansteigend erwärmt werden.

Auf jeden Fall darf eine Anwendung nie unangenehm sein. Kalte Körperteile müssen – auch beim »abgehärteten« Körper – langsam und schonend erwärmt werden. Am warmen oder auch überhitzten Körper dagegen sind warme und kalte Anwendungen möglich.

Kinder reagieren viel stärker auf Reize durch Wasser und Wickel. Bei den Kleinen sollte eine kalte Anwendung also eher lauwarm sein, das heißt nur etwa 5 bis 10 Grad C kälter als die Körpertemperatur des Kindes.

Darauf sollten Sie achten
- Das Zimmer, in dem die Anwendungen durchgeführt werden, sollte gut gelüftet und warm sein.
- Machen Sie die Anwendungen nicht kurz vor oder nach den Mahlzeiten.
- Vergessen Sie während der Anwendungen das gleichmäßige Atmen nicht, halten Sie nicht die Luft an.
- Trocknen Sie nach den Wasseranwendungen den Körper nicht mit dem Handtuch ab. Streifen Sie das Wasser nur mit den Händen ab, und wärmen Sie sich im Bett wieder gut auf. Bei einem Knieguß reicht auch einfach etwas Bewegung, um wieder warm zu werden.

✚ **Zum Arzt** *Wichtig:* Bei Übelkeit, starken Kopfschmerzen, Erschöpfung oder Herzschmerzen dürfen keine anstrengenden Anwendungen durchgeführt werden. Wenn sich die Symptome innerhalb eines Tages nicht bessern oder sogar verschlechtern, sollte ein Arzt hinzugezogen werden. Die Behandlung von bettlägerigen oder chronisch kranken Menschen muß mit einem erfahrenen Therapeuten abgesprochen werden.

Unerwünschte Nebenwirkungen

Behandlungen mit Wasser haben keine unerwünschten Nebenwirkungen. Kreislaufschwache Menschen sollten allerdings auf starke Wasserreize wie Überwärmungsbäder oder Vollgüsse verzichten. Tumoren dürfen nicht mit lokaler Wärme behandelt werden. Werden dem Wasser Zusätze zugefügt, können allergische Reaktionen auf diese Substanzen entstehen. Dann müssen Sie die Behandlung abbrechen.

Wickel

Wickel sind sehr vielseitig und auch ganz einfach anzulegen. Sie kosten allerdings Zeit: Eine halbe bis eine Stunde bleibt der Wickel auf dem zu behandelnden Körperteil, und danach soll der Patient noch genauso lange ruhen.

Wickel werden meist an den Stellen des Körpers angelegt, wo die Beschwerden sitzen. Sie werden unterschieden nach ihrer Temperatur und erwünschten Wirkung. Meist werden sie kalt angelegt. Zunächst ziehen sich dabei die Blutgefäße zusammen, und danach erweitern sie sich wieder; die Haut wird warm. Die Wirkung kann durch Zugabe von verschiedenen Zusätzen noch verstärkt werden.

Wenn Sie das Anlegen ein paarmal geübt haben, geht es ganz leicht

Verschiedene Arten von Wickeln
- Auflagen, die einfach auf den Körper aufgelegt werden
- Kompressen, die besonders kleine Auflagen sind
- Packungen, die mehr als die Hälfte des Körpers einhüllen

Wichtig: Sie dürfen warme Wickel nicht bei Fieber anwenden, kalte Wickel nie, wenn der Patient friert oder der zu behandelnde Körperteil kalt ist.

Wichtig!

So bereiten Sie sich vor

Achten Sie auf eine entspannte Atmosphäre, und nehmen Sie sich genügend Zeit für die Behandlung – und für die Nachruhe. Die Blase sollte entleert sein, das Zimmer gut gelüftet und angenehm warm. Wickel sollten immer dem liegenden Patienten angelegt werden. Legen Sie alles griffbereit zurecht, damit das Anlegen des Wickels zügig geht.

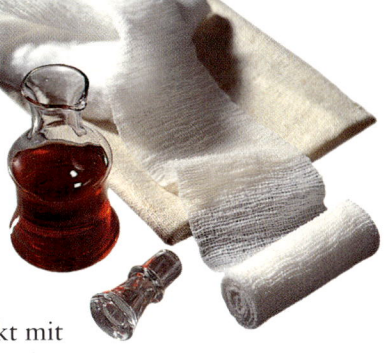

▶ *Was Sie brauchen:*
- Ein Innentuch aus Leinen oder Baumwolle. Werden Zusätze wie Senfmehl oder Zwiebel verwendet, die nicht direkt mit der Haut in Kontakt kommen, sollte das Innentuch dreimal so breit sein wie die Auflagefläche.
- Ein Zwischentuch aus Baumwolle, welches das nasse Innentuch vollständig bedeckt. Anstelle des Zwischentuches kann ein doppelt langes Innentuch verwendet werden. Die erste Hälfte wird in die Wickelflüssigkeit getaucht, die zweite Hälfte bleibt trocken. Der nasse Teil wird auf die Haut gelegt, der trockene Teil kommt durch Weiterwickeln auf dem nassen zu liegen und schließt diesen nach außen hin ab.

- Ein Abschlußtuch aus Wolle. Die Tücher sind in Originalmaßen nach Kneipp in Fachgeschäften erhältlich. Sie können aber auch ausgediente Bettlaken, Stoffwindeln oder Geschirrtücher verwenden.
- Eventuell Zusätze wie Quark, Heilerde, Kartoffeln, Senfmehl oder Zwiebeln.
- Pflaster, Verbandsklemmen oder Mullbinden zum Fixieren.
- Eine Decke zum Zudecken.

Mehr Wärme durch Heilwolle

Anstelle des Zwischentuches kann für einen zusätzlichen Wärmeeffekt auch Heilwolle verwendet werden. Heilwolle ist unversponnene Schafwolle, sie ist in Lagen in Apotheken oder Wollgeschäften erhältlich.

▶ *So wird's gemacht:*
- Das Innentuch in die Wickelflüssigkeit tauchen und so ausdrücken, daß es nicht mehr tropft. Wird ein Zusatz verwendet, der nicht direkt mit der Haut in Berührung kommen soll, ein Innentuch nehmen, das dreimal so breit ist wie die Auflagefläche des Wickels. In das mittlere Drittel – mit ausreichend Abstand zum rechten und linken Rand – zerstampfte Kartoffel, Senfmehl oder Zwiebel geben. Dann das obere und untere Drittel des Innentuches darüberschlagen und mit der einfachen Lage auf die Haut legen, damit noch genügend Wirkstoffe durch das Tuch dringen können. Dann straff und ohne Lücken auf den betreffenden Körperteil legen. Wichtig ist, daß keine Falten entstehen.
- Auch das Zwischentuch fest, aber nicht beengend anlegen. Damit das abschließende Wolltuch nicht reibt, kann das Zwischentuch so groß gewählt werden, daß man es an den Seiten um das Wolltuch schlagen kann.
- Den Wickel mit Pflaster, Verbandsklemmen oder auch Mullbinden fixieren.
- Zum Schluß den Patienten gut zudecken.

Zusätze müssen nicht direkt auf die Haut

Sollen Zusätze wie Quark oder Heilerde Kontakt zur Haut haben, zuerst eine Lage Verbandsmull oder Kompressen aus der Apotheke auf die Haut legen, darauf kommt der jeweilige Zusatz und dann erst der Wickel. Auf diese Weise läßt sich die Paste leichter wieder abheben.

Kalte und temperaturneutrale Wickel

Ein kalter Wickel bringt den Kreislauf in Schwung, bewirkt eine bessere Durchblutung der behandelten Körperregion, fördert die Ausscheidung von Abbauprodukten des Stoffwechsels über die Haut und wirkt allgemein beruhigend. Er soll – außer bei Fieber – Wärme erzeugen. Nach etwa 10 Minuten wird er meist als angenehm warm empfunden. Ist dies nicht der Fall, muß mit einer Wärmflasche oder einem heißen Tee Wärme zugeführt werden.

Der Wickel bleibt etwa eine halbe bis eine Stunde am Körper, bis die behandelte Region gut durchwärmt ist. Wickel, die vorwiegend zur Beruhigung angelegt werden, können über Nacht am Körper bleiben. Wärmeentziehende Wickel dagegen, die beispielsweise auf Insektenstiche, Prellungen oder entzündete Gelenke gelegt oder bei Fieber eingesetzt werden, sollten Sie nach etwa 10 Minuten wechseln.

Die Temperatur des Wickelwassers sollte etwa 16 bis 22 Grad C betragen

Zusätze für kalte Wickel

Apfelessig
- verstärkt die Reizwirkung auf das Gefäßsystem, mildert Juckreiz, kühlt
- bei Insektenstichen, schweren Beinen

▶ *So wird's gemacht:*
Wickelflüssigkeit mit 20 Eßlöffeln reinem Apfelessig auf 1 Liter kaltes Wasser herstellen.

Heilerde
- wirkt heilend bei entzündlichen Prozessen
- bei Entzündungen der Haut und Ausschlägen

▶ *So wird's gemacht:*
3 Eßlöffel mit etwas Wasser zu einem festen Brei verrühren und kalt stellen, messerrückendick auf das Innentuch streichen und mit der bestrichenen Seite auf die Haut legen.

Quark
- wirkt kühlend, hautpflegend und schmerzlindernd
- bei akuten Entzündungen und Schwellungen, bei Sonnenbrand

▶ *So wird's gemacht:*
Messerrückendick auf das Innentuch streichen und mit der bestrichenen Seite auf die Haut legen.

Salz
- erhöht die Reizwirkung des Wickels, entzieht dem Körper Wasser
- bei Schwellungen und Wasseransammlungen im Gewebe, bei Venenschwäche

▶ *So wird's gemacht:*
Wickelflüssigkeit mit 4 Eßlöffeln Meersalz auf 1 Liter kaltes Wasser herstellen.

Rezepte

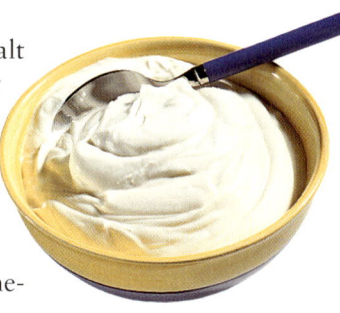

Warme Wickel

Wenn die Körperkräfte durch kalte Wickel nicht mehr mobilisiert werden können, sollten warme Wickel angelegt werden. Sie helfen bei Verspannungen, krampfartigen Beschwerden der Bronchien, Bauchschmerzen durch Magen-Darm-Infekte und natürlich immer dann, wenn dem Patienten kalt ist.

Machen Sie zur Entspannung einen warmen Wickel

Warme Wickel wirken wunderbar entspannend; das feuchte Tuch leitet die Wärme viel besser als eine trockene Wärmflasche.

Die Temperatur des Wickelwassers sollte 40 bis 45 Grad C betragen, der Wickel bleibt eine dreiviertel bis eine Stunde auf dem Körper. Wenn er vorher zu stark abkühlt, muß er abgenommen werden.

Zusätze für warme Wickel

Rezepte

Heublumen
- wirken durchblutungsfördernd und krampflösend
- bei Verspannungen oder chronischer Bronchitis
▶ *So wird's gemacht:*
Heublumensack aus der Apotheke im Wasserdampf erwärmen.

Kamille
- hemmt Entzündungen, fördert die Wundheilung
- bei entzündeten Wunden oder Akne
▶ *So wird's gemacht:*
1 Handvoll Blüten mit 1 Liter heißem Wasser übergießen.

Kartoffel
- wirkt stark erwärmend und schmerzlindernd
- bei Verspannungen oder chronischer Bronchitis
▶ *So wird's gemacht:*
Kartoffeln kochen, grob zerstampfen und in ein dreifach breites Innentuch einschlagen; vor dem Auflegen kontrollieren, ob der Wickel nicht zu heiß ist.

Senfmehl
- verbessert die Durchblutung der Haut, bekämpft Bakterien und Pilze
- bei Halsschmerzen, chronischer Bronchitis, Entzündung der Nasennebenhöhlen und Erkrankungen von Leber und Nieren
▶ *So wird's gemacht:*
Innentuch in warmes Wasser tauchen, ausdrücken, 2 Eßlöffel Senfmehl auf dem mittleren Drittel des dreifach breiten Innentuchs gleichmäßig verteilen. Senfwickel höchstens 30 Minuten auf der Haut lassen, dann die behandelte Stelle abwaschen; Senfmehl ist stark hautreizend, deshalb nicht bei empfindlicher Haut oder Venenerkrankungen anwenden.

Zwiebel
- regt den Stoffwechsel an, wirkt entzündungshemmend, desinfizierend, schmerzlindernd und schleimlösend
- bei Ohrenschmerzen, Insektenstich, Erkältung, Husten, Blasenentzündung
▶ *So wird's gemacht:*
2 bis 3 Zwiebeln in feine Scheiben schneiden, in ein dreifach breites Wickeltuch einschlagen, einen Rost auf einen Topf mit heißem Wasser legen und das Ganze im Wasserdampf heiß werden lassen, die Zwiebelscheiben im Tuch noch etwas zerdrücken. Bei Ohrenschmerzen werden die Zwiebelscheiben – ohne sie zu erwärmen – einfach in ein kleines Säckchen aus dünnem Stoff gegeben und auf das Ohr gelegt.

Halswickel

Halsschmerzen verschwinden mit Hilfe eines warmen Halswickels garantiert. Der kalte Halswickel wird wegen seiner entzündungshemmenden Wirkung bei der fieberhaften Angina mit entzündeten Mandeln, bei Nasennebenhöhlen-Entzündungen oder Schnupfen eingesetzt.
▶ *So wird's gemacht:*
- Das Innentuch für den Halswickel ist handbreit und soll ein- beziehungsweise zweimal um den Hals gelegt werden.
- Bei Halsschmerzen eignet sich Senfmehl als Zusatz, aber auch Kartoffel, Zwiebel oder Kräutersud können verwendet werden.
- Der kalte Halswickel wird mit kaltem Wasser und Essigzusatz, Heilerde oder Quark angelegt.

Rezept

Brustwickel

Der kalte Brustwickel hilft hervorragend bei allen akuten Atemwegserkrankungen. Er fördert die Durchblutung, wirkt ausleitend bei akuter Bronchitis und lindert den Hustenreiz. Auch Asthmakranke können – sofern sie den Wickel nicht als zu beengend empfinden – davon profitieren. Nervöse Herzbeschwerden wie starkes Herzklopfen oder leichte Herzrhythmusstörungen können ebenfalls durch kalte Brustwickel gelindert werden.
Der heiße Brustwickel wird hauptsächlich bei chronischer Bronchitis angewendet, er entkrampft und löst den Schleim.

Brustwickel helfen sogar Asthmatikern

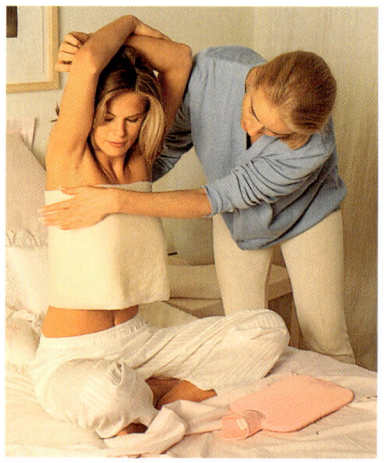 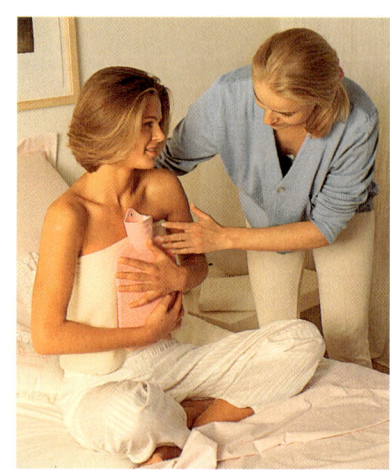

So legen Sie einen heißen Brustwickel an

Rezept

▶ *So wird's gemacht:*
Der Brustwickel umhüllt den ganzen Brustkorb und reicht von den Achselhöhlen bis unter den Rippenbogen. Kaltem Wasser können Sie Essig zugeben, einem warmen Brustwickel Kräuter.

Bauchwickel

Nicht bei Magen- und Zwölffingerdarmgeschwüren

Rezept

Der warme Bauchwickel sorgt für angenehme Durchwärmung und Entspannung der Bauchorgane und hilft so bei Bauchschmerzen, Blähungen, Verstopfung und Blasenentzündung.
▶ *So wird's gemacht:*
Der Bauchwickel reicht vom Ober- bis zum Unterbauch. Verwenden Sie einfach nur heißes Wasser, oder geben Sie Kräuterzusätze dazu.

Lendenwickel

Der kalte Lendenwickel wirkt auf die Darmtätigkeit, hilft bei Blähungen, Funktionsstörungen von Leber und Galle und unterstützt die Behandlung von Magen- und Zwölffingerdarmgeschwüren.

Rezept

▶ *So wird's gemacht:*
Der Lendenwickel reicht vom Bauchnabel bis in die Mitte der Oberschenkel. Als Zusatz können Sie Essig- oder Salzwasser verwenden.

Wadenwickel

Der kalte Wadenwickel senkt Fieber, bessert Entzündungen, strafft das Gewebe und entstaut müde, schwere Beine; so hilft er gegen Krampfadern und Venenentzündungen. Zudem stabilisiert er den Kreislauf, wirkt beruhigend und schlaffördernd.

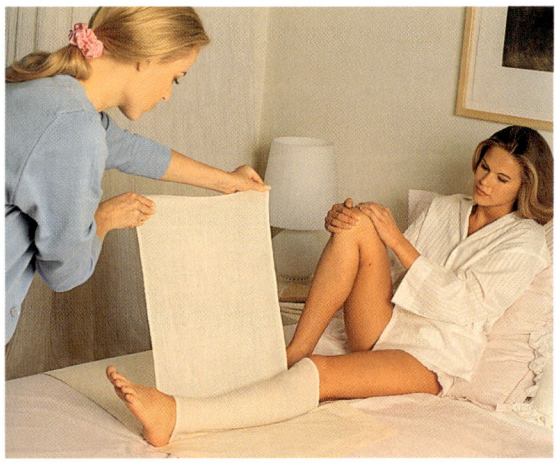 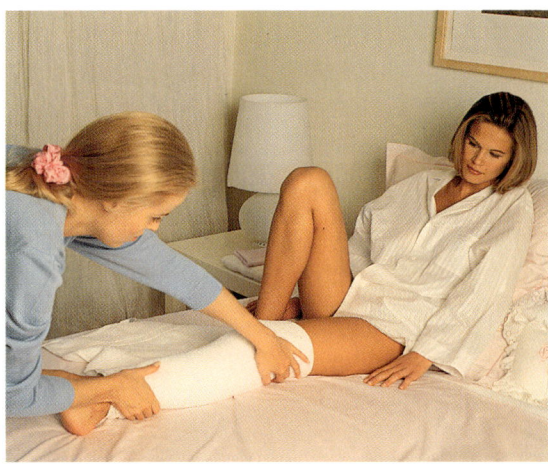

▶ *So wird's gemacht:*
Der Wadenwickel reicht von der Kniekehle bis zum Knöchel. Wenn er zur Fiebersenkung eingesetzt wird, sollten Sie ihn nach 5 Minuten wechseln. Zur Venen- und Kreislaufstabilisierung können Sie ihn über 20 Minuten liegenlassen. Als Zusätze eignen sich Essig und Salz.

So legen Sie einen Wadenwickel an

Rezept

Auflagen

Mit Auflagen und Kompressen können – in Kombination mit verschiedenen Zusätzen – kleinere Areale des Körpers gezielt behandelt werden. Sie eignen sich besonders gut für schmerzende Ohren, Stirn- und Nasennebenhöhlen-Entzündung, Husten, Bronchitis, Verspannungen oder Nervenentzündungen. Auflagen sind durch ihre kleinere Fläche reizärmer als Wickel, deshalb sollten sie vor allem bei geschwächten Personen angewendet werden. Das Nachruhen muß nicht so lange dauern wie bei einem Wickel.

▶ *So wird's gemacht:*
Wickeln Sie gekochte Kartoffeln oder Zwiebeln je nach Größe der zu behandelnden Fläche in ein Leinen- oder Baumwolltuch oder füllen Sie sie in ein Leinensäckchen und legen Sie es auf die betreffende Stelle. Für Ohrkompressen reicht auch ein einfaches Stofftaschentuch.

Heublumensack

Der Heublumensack wirkt entkrampfend, durchblutungsfördernd und schmerzlindernd. Er kann auf schmerzende Gelenke oder auf den verspannten Nacken oder Rücken gelegt werden. Außerdem hilft er bei krampfartigen Bauchschmerzen, Übelkeit, Blähungen und Verstopfung sowie bei Leber- und Nierenerkrankungen.

Nicht bei Heuschnupfen oder Allergien gegen Heublumen

Rezept

▶ *Was Sie brauchen:*
einen Heublumensack aus der Apotheke, Tuch zum Abdecken, Wolltuch, heißes Wasser

▶ *So wird's gemacht:*
- Erhitzen Sie den Heublumensack mit Wasserdampf. Legen Sie ihn dazu auf einen Rost auf einem mit Wasser gefüllten Topf. Lassen Sie ihn so heiß werden, wie Sie ihn gerade noch auf der Haut ertragen.
- Drücken Sie das Säckchen aus und legen Sie es auf die Haut. Bedecken Sie es mit einem trockenen Tuch und einem Wolltuch.
- Der Heublumensack wird nur einmal verwendet, man kann ihn fertig in der Apotheke kaufen.

Kompressen

Kompressen können Sie besonders einfach, eventuell schnell zwischendurch auflegen. Sie eignen sich vor allem bei Zerrungen, Prellungen, Verstauchungen, Verspannungen oder auch bei Wunden. Ein Nachruhen ist zwar immer ideal, hier aber nicht unbedingt nötig.

Rezept

▶ *Was Sie brauchen:*
ein kleines Gästehandtuch, ein größeres Handtuch, eventuell einen Kräuterzusatz wie Kamille

▶ *So wird's gemacht:*
Tränken Sie das Gästehandtuch in kaltem Wasser, bei Verspannungen in warmem Wasser, drücken Sie es gut aus. Legen Sie es einmal gefaltet auf die schmerzhafte Stelle. Decken Sie alles mit einem etwas größerem Handtuch ab. Dem Wasser können Kräuterzusätze wie Kamille beigeben werden.

Bäder, Güsse, Waschungen

Neben der Entspannung bringen die Wasseranwendungen Reize, die den Kreislauf anregen und das allgemeine Wohlbefinden bessern. Außerdem machen sie Spaß. Da Psyche und Immunsystem eng miteinander verbunden sind, profitiert vor allem die Infektabwehr.

Vorsicht bei Krampfadern, Lymphödem, arteriellen Durchblutungsstörungen

Temperatur

Der Temperaturreiz ist das wichtigste Element der verschiedenen Bäder, Waschungen und Güsse. Bei den warmen Bädern kommt noch die heilende Wirkung der Zusätze hinzu.

- **Kalte** Anwendungen regen den Kreislauf an, wirken erfrischend und gleichzeitig aber auch beruhigend. Sie dürfen nur am warmen Körper durchgeführt werden, der auch danach sofort wieder erwärmt werden muß – entweder durch Bewegung oder im warmen Bett.
- **Wärmezuführende** Anwendungen wie warme oder temperaturansteigende Bäder oder auch feuchtheiße Auflagen bewirken eine bessere Durchblutung, sie aktivieren die Stoffwechselvorgänge, entspannen verkrampfte Muskeln und steigern die lokale Abwehr. Erwärmung ist falsch, wenn Schmerzen zunehmen, und sollte bei Krampfadern, Lymphödem und arteriellen Durchblutungsstörungen nicht erfolgen.
- Die stärkste Wirkung auf den Organismus haben jedoch die **wechselwarmen** Anwendungen. Und: Je länger und stärker der Kaltanteil, um so deutlicher ist die kräftigende und abhärtende Wirkung.

Das Gefühl für die richtige Temperatur bekommen Sie mit einem Wasserthermometer

Zusätze für Bäder und Waschungen

Die kalten Anwendungen werden meist ohne Zusätze durchgeführt. Ist eine zusammenziehende, abschwellende, juckreizlindernde oder bakterizide Wirkung erwünscht, können Sie dem kalten Wasch- oder Badewasser Apfelessig beigeben. Für alle warmen Anwendungen dagegen eignen sich Zusätze wie Arnika, Baldrian, Grüner Tee (Seite 31), Heublumen, Kamille (Seite 110), Lavendel (Seite 116), Melisse, Rosmarin oder auch ätherische Öle sehr gut. Sie unterstützen die vorbeugende oder heilende Wirkung.

Bäder

Vollbad

Ein *kaltes* Vollbad beugt Erkältungen vor, wirkt stimmungsaufhellend bei Erschöpfungszuständen mit leichter Depression, es regt an und kräftigt den Kreislauf. Bis zu 10 Sekunden in der Wanne bleiben, danach warm eingepackt bewegen oder ins warme Bett legen.

Entspannend und schmerzlindernd ist dagegen das *warme* Vollbad. Es löst Muskelverspannungen, einen steifen Nacken und lindert die Beschwerden durch Arthrose, Hexenschuß, Rheumatismus oder Gicht. Bei den ersten Anzeichen einer Erkältung hilft Überwärmung im etwa 40 Grad warmen Wasser (bis zu 20 Minuten).

Die *wechselwarme* Variante schont den Kreislauf, der durch ein warmes Bad belastet wird. Dazu einfach nach dem Vollbad kalt abduschen oder – für sehr Empfindliche – einen kalten Knie- oder Armguß machen.

Gegen körperliche und seelische Beschwerden

Armbad

Das Armbad wird am besten im Sitzen im Waschbecken oder einer speziellen Armbadewanne (aus der Apotheke oder dem Sanitätsfachgeschäft) gemacht. Die Arme müssen bis zur Hälfte der Oberarme mit Wasser bedeckt sein, die Unterarme sollen bequem aufliegen.

Das *kalte* Armbad vertreibt die Müdigkeit, erfrischt, stärkt den Kreislauf und wirkt gleichzeitig beruhigend.

▶ *So wird's gemacht:*

Die Arme für 1/2 Minute eintauchen, dann das Wasser abstreifen und die Arme etwa 2 Minuten langsam vor und zurückschwingen.

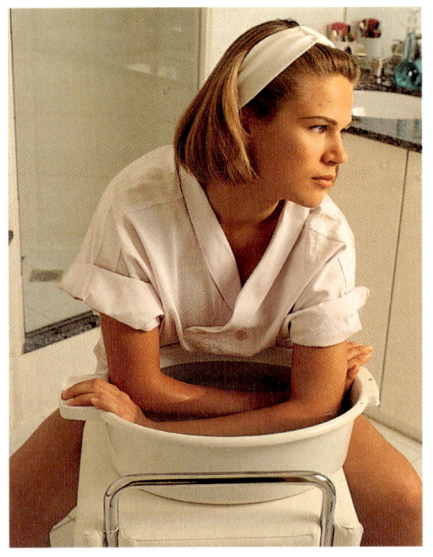

Für Menschen mit Kreislaufstörungen ist das *wechselwarme* Armbad gut geeignet. Es senkt den Blutdruck, verbessert die Funktion der Herzkranzgefäße und der Atemwege und hilft gegen Herzbeklemmungen, Schwindel, chronisch kalte Hände und Arthrose der Fingergelenke. Dazu benötigen Sie zwei Waschbecken oder Armbadewannen, eine mit kaltem, die andere mit warmem (35 bis 38 Grad) Wasser.

▶ *So wird's gemacht:*

Die Arme zuerst fünf Minuten im warmen Wasser baden, dann 15 bis 30 Sekunden ins kalte Wasser tauchen, einmal wiederholen.

Fußbad

Für das Fußbad benötigen Sie einen Eimer oder eine Kneipp-Fußbadewanne, die so hoch gefüllt wird, daß Sie bis zu den Knien im Wasser stehen.

● Das *kalte* Fußbad hilft bei Einschlafstörungen, bei Venenschwäche oder Überanstrengung der Beine durch langes Sitzen oder Gehen und bei Prellungen am Knöchel oder Fuß.

▶ *So wird's gemacht:*

Die Beine bis zu 1 Minute im Wasser lassen, das Wasser abstreifen, die Fußsohlen abtrocknen und Baumwollstrümpfe anziehen. Danach ausruhen.

● Durchblutungsfördernd und entspannend auf die Unterleibsorgane (Menstruationsbeschwerden, Blasenentzündung) wirkt das *warme* Fußbad. Es eignet sich zur Behandlung schlecht heilender Wunden und Geschwüre an den Unterschenkeln, darf jedoch nicht gemacht werden bei entzündlichen Vorgängen an Füßen und Unterschenkeln.

▶ *So wird's gemacht:*

Die Beine bleiben bis zu 5 Minuten im Wasser (bei Krampfadern nur bis zu den Knöcheln und nicht über 33 Grad C warm).

● Das *wechselwarme* Fußbad stabilisiert den Kreislauf, es trainiert die temperaturausgleichenden Funktionen des Körpers, hilft bei beginnender Erkältung und gegen Kopfschmerzen und fördert den Schlaf. Bei Unterschenkelgeschwüren und nichtentzündlichen Krampfadern ist das wechselwarme Fußbad hilfreich, die Temperatur darf allerdings nicht über 33 Grad C liegen. Fragen Sie auch hier vorsichtshalber Ihren Arzt! Am einfachsten machen Sie das wechselwarme Fußbad mit zwei Eimern, die Sie in die Badewanne stellen. Das Wasser in dem ersten Eimer ist kalt, das in dem zweiten Eimer hat etwa 37 Grad C (bei Krampfadern nur bis zu den Knöcheln und nicht über 33 Grad C warm).

▶ *So wird's gemacht:*
Auf dem Badewannenrand sitzend zuerst die Beine 5 Minuten im warmen Wasser baden, dann 20 Sekunden im kalten Wasser, einmal wiederholen. Das Bad im kalten Eimer kann auch durch einen kalten Guß aus dem Schlauch ersetzt werden.

✚ Zum Arzt

Darf nicht bei Entzündungen der oberflächlichen oder tiefen Beinvenen gemacht werden

Wassertreten

Das berühmte Kneippsche Wassertreten ist eigentlich eine Abwandlung des kalten Fußbads. Es erfrischt und fördert die Durchblutung, reguliert den Wärmehaushalt, beruhigt das Nervensystem, stärkt das Immunsystem, kräftigt die Beinvenen und lindert die Symptome von Streß und Wetterfühligkeit wie Benommenheit, Erschöpfung oder Druck im Kopf. Wer am Abend wassertritt, kann besser schlafen. Das Wassertreten ist an den Wassertretstellen in den Kneipp-Sanatorien, aber auch zu Hause in der Badewanne möglich. Wem die Badewanne zu langweilig ist, der kann im Morgentau oder im Schnee im Storchenschritt »spazierengehen«.

Wichtig: Achten Sie aber immer darauf, daß die Füße zu Beginn warm sind. Bei akuten Infektionen der Harnwege, Durchblutungsstörungen oder Beinkrämpfen müssen Sie auf diese Anwendung verzichten.

Wichtig!

▶ *So wird's gemacht:*
Kaltes Wasser einlaufen lassen und im Storchenschritt (Beine ganz aus dem Wasser heben) 1/2 bis 1 Minute gehen. Dann das Wasser abstreifen, Strümpfe anziehen und im warmen Zimmer auf und ab gehen, bis die Füße wieder warm sind, oder sofort im Bett aufwärmen.

Güsse

Kalte oder wechselwarme Güsse trainieren vor allem das Herz-Kreislauf-System, den Wärmehaushalt und die Atmung. Damit der Guß seine optimale Wirkung entfalten kann, muß das Wasser die Haut mit

einem richtigen »Wassermantel« weich umspülen. Manche Dusch-
köpfe lassen sich so einstellen, daß ein gebundener Strahl entsteht.
Alle Güsse können kalt, warm, wechselwarm oder auch heiß durchgeführt werden. Sie sollen zwischen 1 1/2 und 4 Minuten dauern, je
nach Anwendung und Empfindlichkeit. Grundsätzlich wird immer
von außen zur Körpermitte gegossen.

Wichtig!

Wichtig: Nach größeren Güssen sollten ältere, kreislaufgestörte und
nervös-empfindliche Menschen unbedingt 15 Minuten ausruhen.

Gesichtsguß

**Im Sanitätsfachge-
schäft können Sie
einen Spezial-
aufsatz für Ihren
Duschkopf kaufen**

Der *kalte* Gesichtsguß bringt geistige und körperliche Erfrischung,
verbessert die Atmung und die Durchblutung der Gesichtshaut und
hilft bei allen Erkrankungen, die mit dem Kopf zusammenhängen:
Kopfschmerzen, Migräne, Schwindel, Gleichgewichtsstörungen,
Hör- und Sehstörungen.
Für die ebenfalls sehr wohltuende *wechselwarme* Variante etwa
15 Sekunden warm, 5 Sekunden kalt gießen, einmal
wiederholen.
▶ *So wird's gemacht:*
An der Stirn beginnen und das Gesicht im Uhrzeigersinn umgießen. Durch den geöffneten Mund atmen,
nicht die Luft anhalten!

Armguß

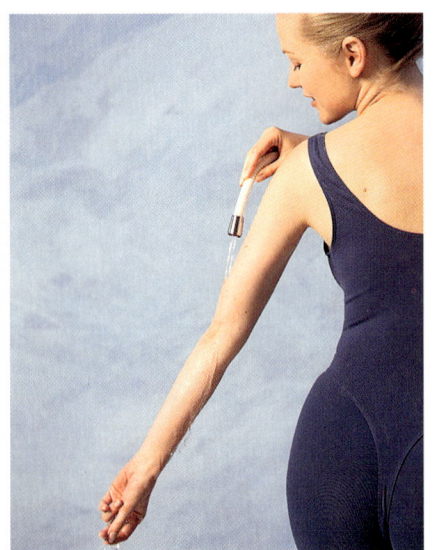

Der *kalte* Armguß wirkt erfrischend, vertieft die At-
mung und regt den Kreislauf an. Leicht verstärktes
Herzklopfen ist erwünscht.
Der *wechselwarme* Armguß normalisiert niedrigen
Blutdruck, wirkt ebenfalls anregend und erfrischend
bei Erschöpfung und mangelnder Konzentration. 1/2
Minute warm, 15 Sekunden kalt, ein- bis zweimal wie-
derholen.
▶ *So wird's gemacht:*
Am rechten Handrücken beginnen, den Strahl hoch bis
zur Schulter führen, dort etwas verweilen, an der Innenseite wieder
abwärts führen. Dasselbe mit dem linken Arm.

*Bei den Güssen
soll sich ein
»Wassermantel«
bilden*

Knieguß

Der *kalte* Knieguß wirkt beruhigend und ist deshalb eine gute Ein-
schlaf- und Wiedereinschlafhilfe. Er kräftigt das Gefäßsystem und
entlastet schwere, schmerzende Beine und Füße.
Der wechselwarme Knieguß hilft vor allem bei arthritischen Kniebe-
schwerden. Beide Unterschenkel insgesamt 1/2 Minute warm und
10 Sekunden kalt begießen, einmal wiederholen.

▶ *So wird's gemacht:*

Am rechten Fuß beginnen, den Strahl zwei- bis dreimal auf der Fußsohle von der Ferse zu den Zehen hin- und herführen, dann an der Außenseite des Unterschenkels bis handbreit über das Knie leiten, dort etwas verweilen, dann an der Innenseite des Unterschenkels wieder bis zur Ferse zurückgehen, links genauso.

Der Knieguß kann erweitert werden zum Schenkel- und Unterguß

Schenkelguß

Wird der Knieguß bis zum Po erweitert, heißt er Schenkelguß. Er hilft zusätzlich bei Beschwerden an den Oberschenkeln, den Hüftgelenken und dem Gesäß, zum Beispiel bei Hüftgelenksarthrose, Ischiasreizung oder Muskelrheumatismus.

Unterguß

Wird der Schenkelguß bis zum unteren Rippenbogen fortgeführt, nennt er sich Unterguß und wirkt auf den gesamten Organismus, indem er Stoffwechsel und Verdauung fördert und entspannt. Er hilft bei Darmträgheit, chronischem Blähbauch, Gastritis, Magengeschwür, gereiztem Dickdarm, allen Schmerz- und Krampfzuständen im Bauch oder in der Rückenmuskulatur und bei Störungen an Gebärmutter, Nieren und Blase.

Rückenguß

Der *wechselwarme* Rückenguß lindert Beschwerden der Wirbelsäule, Schmerzen durch Bandscheibenschäden und Muskelverspannungen. Bei Wirbelsäulenerkrankungen sollten Sie allerdings vorsichtig mit dem Kaltanteil sein, in diesem Fall ist der *warme* Rückenguß bekömmlicher.

▶ *So wird's gemacht:*

Am rechten Fuß beginnen, den Wasserstrahl an der Außenseite des rechten Beines bis zum Gesäß führen, an der Innenseite wieder hinunter, genauso das linke Bein. Dann von der rechten Hand über den Arm zum Schulterblatt, dort einige Sekunden verweilen, dann über den Rücken zum Po, dasselbe links. Anschließend an der Wirbelsäule entlang hoch bis zum rechten Schulterblatt und wieder zurück, genauso links.

Immer rechts beginnen, dann die linke Seite

Vollguß

Wird der Rückenguß noch auf Brust und Bauch ausgedehnt, ist er ein Vollguß. Idealerweise wird der Vollguß *wechselwarm* durchgeführt. 1 Minute lang warmes Wasser, dann 20 Sekunden kalt, einmal wiederholen. Oder Sie machen einen *warmen* Vollguß und begießen nur am Schluß die Knie kalt.

Die beste Wirkung erzielt ein wechselwarmer Guß

▶ *So wird's gemacht:*

Den Strahl an der Außenseite des rechten Beines vom Fuß bis zur Hüfte führen, dort einige Sekunden verweilen, dabei den Wasserstrahl zwischen Gesäß und Leiste hin und her bewegen, so daß sich das Wasser gleichmäßig über das ganze Bein verteilt. Dasselbe links. Dann von der rechten Hand über den Arm zur Schulter gießen, dort ein paar Sekunden verweilen und das Wasser gleichzeitig über Brust und Rücken herunterlaufen lassen, dasselbe wieder links.

Waschungen

Auch für geschwächte Menschen geeignet

Regelmäßige Waschungen eignen sich besonders gut, um das Abwehrsystem des Körpers zu stärken und den Kreislauf in Schwung zu bringen. Der Reiz bei Waschungen von einzelnen Körperteilen ist mild, deshalb eignen sie sich zum Beispiel auch für Menschen, die durch eine Krankheit stark geschwächt sind. Die Ganz- oder Teilkörperwaschung am Morgen macht munter für den Tag und kann unter Umständen das Morgenprogramm mit Trockenbürsten und Gymnastik abschließen. Oder wenn Sie nachts aufwachen und nicht wieder einschlafen können, kann eine Teilwaschung gute Dienste leisten. Sie sollte in jedem Fall schnell und gleichmäßig durchgeführt werden – das ist wichtiger, als die Führung des Waschhandschuhs genau zu befolgen.

▶ *Was Sie brauchen:*

Waschhandschuh, eventuell Apfelessig oder Salz

▶ *So wird's gemacht:*

- Den Waschhandschuh in kaltes Wasser (12 bis 16 Grad C) tauchen, ausdrücken, bis er nicht mehr tropft. Wer kälteempfindlich ist, kann mit etwa 20 Grad C warmem Wasser beginnen und mit jeder weiteren Waschung kühleres Wasser verwenden. Kleinkindern nur mit 30 bis 35 Grad C warmem Wasser die Arme waschen. Die entsprechenden Körperteile gleichmäßig mit sanftem Druck abreiben.
- Danach nicht abtrocknen, sondern den Schlafanzug (wieder) anziehen und ins warme Bett legen, bis der Körper wieder gut durchwärmt ist.
- Um die Reizwirkung zu verstärken, kann dem Wasser Apfelessig oder Salz zugegeben werden: etwa ein Drittel Essig auf zwei Drittel Wasser, beziehungsweise 2 Eßlöffel Meersalz auf 1/2 Liter Wasser (rechtzeitig ansetzen, damit sich das Salz auflösen kann).

Oberkörperwaschung

Zu Beginn einer Erkältung empfiehlt sich eine Serienwaschung, um den Körper zum Schwitzen zu bringen. Dazu mehrmals hintereinander im Abstand von 20 bis 30 Minuten den Oberkörper waschen und sofort im warmen Bett aufwärmen. Ganz nebenbei bewirkt die Serienwaschung auch noch einen schnellen Abtransport von Giftstoffen. Zur Stärkung der Abwehr zum Beispiel im Herbst einige Wochen lang täglich abends vor dem Schlafengehen den Oberkörper waschen.

Eignet sich vor allem bei Erkältungen der oberen Atemwege und bei Infektanfälligkeit

▶ *So wird's gemacht:*
Zuerst den rechten Arm, dann Hals, Brust, Bauch und linken Arm waschen, danach den Rücken.

Unterkörperwaschung

Eine Kaltwaschung der Beine oder des gesamten Unterkörpers wirkt ableitend und beruhigend und hilft deshalb hervorragend bei Ein- und Durchschlafproblemen. Nach der Erwärmung des gewaschenen Körpers stellt sich meist sehr schnell ein erholsamer Schlaf ein. Aber auch Menschen mit morgendlichen Kreislaufstörungen, Krampfadern, kalten Füßen, Verstopfung oder einem überlasteten Nervensystem profitieren davon.

Danach schlafen Sie besonders gut

▶ *So wird's gemacht:*
Am rechten Fußrücken die Waschung beginnen, die Außenseite des Beines bis zum Beckenrand, dann die Vorderseite bis zum Fuß hinab, die Innenseite des Beines wieder hoch bis zur Leistenbeuge waschen. Dasselbe mit dem linken Bein. Danach das Gesäß und den Unterbauch in kreisförmigen Bewegungen im Uhrzeigersinn waschen.

Ganzkörperwaschung

Bei der Waschung des ganzen Körpers ist Schnelligkeit besonders wichtig, damit der Körper bald wieder aufgewärmt werden kann.

▶ *So wird's gemacht:*
Am rechten Handrücken beginnen, den Arm außen bis zur Schulter und an der Innenseite wieder zurück abreiben. Am linken Arm genauso verfahren, anschließend die Brust mit Quer- und den Bauch mit Längsstrichen bearbeiten. Dann über die Außenseite des rechten Beines bis zum rechten Fuß und auf der Innenseite wieder zurück bis zur Leiste waschen, dasselbe links. Zum Abschluß noch den Rücken vom Nacken bis zum Po abreiben.

Von der Beschwerde zum passenden Mittel

Symptom	Heilmittel	Anwendung	Seite
Allgemeinbefinden			
Körperliche und seelische Erschöpfung während oder nach Phasen der Überanstrengung, Krankheit, Belastung durch Umweltgifte oder Strahlung, allgemeine Schwäche und Leistungsminderung, Frühjahrsmüdigkeit	Apfelessig	Kur mit Apfelessig-Honig-Getränk	18
	Brennessel	Frischsaftkur	93
	Ginseng	Pulver oder Granulat einnehmen	102
	Grüner Tee	Regelmäßig trinken	36
	Honig	Als Kur pur einnehmen	40
	Knoblauch	Frisch oder als Fertigpräparat einnehmen	53
	Sonnenhut	Kur mit Preßsaft	144
	Wasser	Kalte, warme Bäder	163
Allergie			
Allgemein	Honig	Als Kur pur einnehmen	42
	Schwarzkümmel	Öl oder Kapseln einnehmen	138
Allergisches Asthma	Brustwickel	Kalt mit Apfelessig	159
	Honig	Als Kur pur einnehmen	42
	Schwarzkümmel	Öl oder Kapseln einnehmen, mit Samen und Öl inhalieren	138
Heuschnupfen	Schwarzkümmel	Öl oder Kapseln einnehmen, mit Samen und Öl inhalieren	139
Augen			
Bindehautentzündung	Sonnenhut	Preßsaft einnehmen, Auflagen mit Brei oder Salbe	144
Gerstenkorn	Sonnenhut	Preßsaft einnehmen, Auflagen mit Brei oder Salbe	144
Bewegungsapparat			
Arthrose	Auflage	Warmer Heublumensack	161
	Mistel	Kur mit Misteltee, Injektionen	123
	Wasser	Kalte Güsse, Waschungen	162
Gelenkschmerzen, Arthritis Gicht	Apfelessig	Apfelessig-Honig-Getränk	20
	Brennessel	Tee trinken, Früchte einnehmen oder als Auflage, Spiritus einreiben	94
	Grüner Tee	Vorbeugend regelmäßig trinken	34
	Wickel	Warm oder kalt, mit Kohlblättern	155
Muskelschmerzen, Verspannungen	Johanniskraut	Massage, warme Wickel mit Öl	109
	Wickel	Warm mit Kamille, Heublumen, Johanniskrautöl, Kartoffel	158
Rheumatische Beschwerden	Apfelessig	Kalte bzw. warme Wickel, Apfelessig-Honig-Getränk	21
	Brennessel	Tee trinken, Früchte einnehmen oder als Auflage, Spiritus einreiben	94
	Wasser	Kalte Güsse, Waschungen	162

Von der Beschwerde zum passenden Mittel

Symptom	Heilmittel	Anwendung	Seite
Rheumatische Beschwerden (Forts.)	Wickel	Kalt mit Quark, warm mit Heublumensack, Kartoffel, Kohlblättern, Zwiebel	155
Rückenschmerzen	Auflagen	Warmer Heublumensack	161
	Johanniskraut	Warme Kompressen mit Öl	109
	Kompressen	Kalt mit Apfelessig, Quark, warm mit Apfelessig, ätherischen Ölen, Johanniskrautöl, Kartoffel	162
	Wasser	Wechselwarme, warme Güsse	162

Frauenbeschwerden			
Ausfluß	Apfelessig	Mit verdünntem Apfelessig spülen	21
Prämenstruelles Syndrom	Apfelessig	Apfelessig-Honig-Getränk	21
	Mönchspfeffer	Fertigpräparat einnehmen	126
	Nachtkerze	Kapseln mit Samenöl einnehmen	129
Schwangerschaft, Geburt	Honig	Regelmäßig pur einnehmen, Infusion	40
Schwangerschaftsübelkeit	Apfelessig	Apfelessig-Honig-Getränk	21
Vaginalpilz	Sonnenhut	Preßsaft einnehmen	145
Wechseljahresbeschwerden	Ginseng	Pulver oder Granulat einnehmen	102
Zyklusstörungen	Mönchspfeffer	Fertigpräparat einnehmen	126

Gefäße			
Arteriosklerose	Ginseng	Pulver oder Granulat einnehmen	101
	Grüner Tee	Regelmäßig trinken	34
	Kefir/Kombucha	Täglich trinken	49
	Knoblauch	Frisch oder als Fertigpräparat einnehmen	53
	Mistel	Kur mit Misteltee	123
	Sauerkraut	Regelmäßig essen	70
Durchblutungsstörungen	Ginkgo	Fertigpräparat	97
	Knoblauch	Frisch oder als Fertigpräparat einnehmen	53
	Wein	Zur Vorbeugung regelmäßig Wein trinken	63
	Wickel	Kalte Wickel mit Apfelessig	157
Hämorrhoiden	Apfelessig	Lauwarme Sitzbäder	22
Krampfadern	Apfelessig	Kalte Wadenwickel, Fußbäder, Waschungen	22
	Wickel	Kalt, mit Apfelessig, Quark, Salz	157
	Wasser	Kalte Güsse, Waschungen	162
Venenentzündungen	Wadenwickel	Kalt mit Apfelessig, Quark	160
	Wasser	Kalte Güsse, Waschungen	162

Von der Beschwerde zum passenden Mittel

Symptom	Heilmittel	Anwendung	Seite
Haut und Haare			
Allgemeine Ermüdungs-erscheinungen der Haut	Apfelessig	In Wasser verdünnt einnehmen, Bäder, Auflagen	23
	Grüner Tee	Waschungen, regelmäßig trinken	37
	Waschungen	Kühl, mit ätherischen Ölen	162
Akne, stark fettende, unreine Haut	Aloe vera	Gel auftragen, Gesichtsmaske	89
	Apfelessig	Gesichtsdampfbad, Apfelessig-Honig-Getränk	23
	Auflagen	Auflagen mit Apfelessig, Heilerde, Quark	161
	Bäder	Warm, mit Kamille, Johanniskraut	163
	Brennessel	Kur mit Brennesseltee	94
	Dampfbad	Mit Apfelessig, Johanniskraut, Kamille	18
	Honig	Kosmetikpräparate	43
	Johanniskraut	Gesichtsmaske oder einzelne Pickel betupfen	108
	Kamille	Dampfbad oder Kompressen mit Aufguß	115
	Ringelblume	Gesichtsdampfbad, Bäder	132
	Schwarzkümmel	Warme Gesichtskompressen mit Aufguß	162
		Öl oder Kapseln einnehmen, Dampfbad mit Samen oder Öl	139
Ekzem	Grüner Tee	Waschen, Bäder	37
	Ringelblume	Kompressen, Salbe einreiben	133
	Schwarzkümmel	Öl oder Kapseln einnehmen, betroffene Stellen mit Öl einreiben	139
Geschwür	Ringelblume	Warme Wickel, Kompressen mit Aufguß oder Salbe	133
Haarausfall, Haarpflege	Auflagen	Mit Kohlblättern	161
	Apfelessig	In Wasser verdünnt einnehmen, Spülungen	23
	Brennessel	Mit Brennesselabkochung spülen	94
	Schwarzkümmel	Öl oder Kapseln einnehmen	139
Hautentzündung durch Bakterien	Apfelessig	In Wasser verdünnt einnehmen, Kompressen	23
	Honig	Auf die entzündete Stelle auftragen	43
	Kamille	Kompressen mit Aufguß	115
	Kompressen	Warm, mit Johanniskraut, Kamille, Ringel-blume	162
	Ringelblume	Kompressen mit Aufguß oder Salbe	132
	Sonnenhut	Salbe auftupfen, Auflage mit Brei oder ver-dünntem Preßsaft	145
Insektenstich	Apfelessig	Kalte Kompressen	23
	Sonnenhut	Salbe auftragen	145
	Zwiebel	Rohe Zwiebelscheibe auflegen	75

Von der Beschwerde zum passenden Mittel

Symptom	Heilmittel	Anwendung	Seite
Haut und Haare (Forts.)			
Neurodermitis	Nachtkerze	Kapseln mit Samenöl einnehmen, Öl unverdünnt einreiben	129
	Schwarzkümmel	Öl oder Kapseln einnehmen, betroffene Stellen mit Öl einreiben	139
Pilzbefall	Apfelessig	Betroffene Stellen einreiben	23
	Schwarzkümmel	Öl oder Kapseln einnehmen, betroffene Stellen mit ozonisiertem Öl einreiben	139
	Sonnenhut	Salbe auftragen, Preßsaft einnehmen	145
Sonnenbrand, leichte Verbrennungen	Aloe vera	Gel oder Schleim des frischen Blattes auftragen	89
	Apfelessig	Kompressen, lauwarmes Bad	162
	Auflagen	Auflagen mit Kohlblättern, Quark	161
	Sonnenhut	Salbe auftragen	145
	Grüner Tee	Trinken, Umschläge	37
	Johanniskraut	Öl auftragen	108
Strapazierte Haare	Pflanzenöl	Mandel-, Weizenkeim-, Maiskeimöl einmassieren	62
Haarausfall	Brennessel	Kopfhaut mit Brennessel abreiben	94
Trockene Haut	Grüner Tee	Waschen, regelmäßig trinken	37
	Kamille	Öl einreiben, rissige Stellen mit Öl oder Salbe behandeln	115
	Nachtkerze	Kapseln mit Samenöl einnehmen	129
	Pflanzenöl	Als Massageöl und Bademischung verwenden	62
	Schwarzkümmel	Öl oder Kapseln einnehmen, rissige Stellen mit Öl einreiben	139
Wunden	Aloe vera	Gel oder Schleim des frischen Blattes auftragen	89
	Apfelessig	In Wasser verdünnt einnehmen, Wunde betupfen	23
	Honig	Dick auf die geschlossene Wunde auftragen	43
	Johanniskraut	Kompressen, Öl auftragen	108
	Kamille	Kompressen mit starkem Aufguß	115
	Kompressen	Warm, mit Ringelblume, Kamille, Johanniskraut	162
	Ringelblume	Warme Wickel, Kompressen mit Aufguß oder Salbe	133
	Sonnenhut	Kompressen mit Tinktur oder Salbe auftragen	145
	Weißkohl	Kohlblattstreifen auflegen	70

Von der Beschwerde zum passenden Mittel

Symptom	Heilmittel	Anwendung	Seite
Herz-Kreislauf-System			
Bluthochdruck	Knoblauch	Frisch oder als Fertigpräparat einnehmen	53
	Mistel	Kur mit Misteltee	123
Herzschwäche	Honig	Pur oder in Tee aufgelöst dauerhaft einnehmen	41
	Weißdorn	Weißdorntee trinken oder Fertigpräparat einnehmen	149
Nervöse Herzbeschwerden	Honig	Pur oder in Tee aufgelöst einnehmen	41
	Mistel	Kur mit Misteltee	123
	Weißdorn	Tee aus Kräutermischung trinken	149
Niedriger Blutdruck, schwacher Kreislauf	Armbad	Wechselnd warm/kalt, mit ätherischen Ölen	164
	Ginseng	Pulver oder Granulat einnehmen	100
	Lavendel	Bäder	119
	Wadenwickel	Kalt mit Apfelessig	160
	Wasser	Kalte Bäder, Güsse, Waschungen	162
Infektionen und Immunsystem			
Abwehrschwäche	Aloe vera	Kur mit Saft	89
	Apfelessig	Kalte Wickel, Waschungen, Apfelessig-Honig-Getränk	20
	Brustwickel	Warm mit Apfelessig, Salz	159
	Fußbad	Ansteigend warm	164
	Ginseng	Als Kur Pulver oder Granulat einnehmen	101
	Grüner Tee	Regelmäßig trinken	36
	Honig	Als Kur pur einnehmen	40
	Sauerkraut	Kur mit Sauerkraut	69
	Schwarzkümmel	Öl oder Kapseln einnehmen	138
	Sonnenhut	Als Kur Preßsaft einnehmen	144
	Waschungen	Kühl, mit ätherischen Ölen	162
Bronchitis	Apfelessig	Inhalieren, kalte oder warme Brustwickel, Apfelessig-Honig-Getränk	20
	Armbad	Ansteigend warm, mit ätherischen Ölen	164
	Brustwickel	Kalt mit Apfelessig, Quark oder warm mit Kamille, Kartoffel, Senfmehl, Zwiebel	159
	Grüner Tee	Trinken, inhalieren	37
	Honig	Als Kur pur oder in Brusttee aufgelöst einnehmen	42
	Kamille	Tee trinken, inhalieren	114
	Knoblauch	Knoblauchsaft einnehmen	54
	Schwarzkümmel	Öl oder Kapseln einnehmen, mit Samen oder Öl inhalieren	138
	Sonnenhut	Preßsaft einnehmen	145

Von der Beschwerde zum passenden Mittel

Symptom	Heilmittel	Anwendung	Seite
Bronchitis (Forts.)	Zwiebel	Inhalieren, roh essen oder Sirup oder Fertigpräparat einnehmen	75
Erkältung, Grippe	Grüner Tee	Trinken, inhalieren	37
	Honig	Pur oder in Erkältungstee aufgelöst einnehmen	42
	Kamille	Tee trinken	114
	Schwarzkümmel	Öl oder Kapseln einnehmen	138
	Sonnenhut	Preßsaft einnehmen	145
Fieber	Fußbad	Ansteigend warm bei Frösteln	164
	Wadenwickel	Kalt	160
	Waschungen	Kalt	162
Halsschmerzen	Apfelessig	Inhalieren, feuchtheiße Halswickel, Apfelessig-Honig-Getränk	20
	Sonnenhut	Mit verdünntem Preßsaft gurgeln	145
	Grüner Tee	Mit starkem Aufguß gurgeln	37
	Halswickel	Warm oder kalt mit Apfelessig, Quark, Senfmehl	159
	Honig	Pur, in Tee, Milch oder Zitrone aufgelöst trinken	42
	Kamille	Mit Tee gurgeln	114
Gürtelrose	Auflagen	Mit Kohlblättern	70
	Johanniskraut	Mit Öl betupfen, Tee trinken oder Fertigpräparat einnehmen	109
	Sonnenhut	Wickel mit Brei oder verdünntem Preßsaft, Preßsaft einnehmen	145
Husten	Apfelessig	Inhalieren, Apfelessig-Honig-Getränk	20
	Armbad	Ansteigend warm, mit ätherischen Ölen	164
	Brustwickel	Kalt mit Apfelessig, warm mit Bienenwachs, Bronchialbalsam, Kartoffel	159
	Kamille	Tee trinken, inhalieren	114
	Knoblauch	Knoblauchsaft einnehmen	54
	Sonnenhut	Tee trinken oder Tropfen einnehmen	145
	Zwiebel	Heiße Zwiebelmilch trinken	75
Schnupfen	Apfelessig	Inhalieren, Apfelessig-Honig-Getränk	20
	Grüner Tee	Trinken, inhalieren	37
	Kamille	Inhalieren	114
	Sonnenhut	Tee trinken oder Tropfen einnehmen	145

Kinderkrankheiten

Symptom	Heilmittel	Anwendung	Seite
Bauchschmerzen	Bauchwickel	Warm, mit Heublumen, Kamille, Johanniskraut	160
	Johanniskraut	Warmer Bauchwickel, Bauch mit Öl einreiben, Tee trinken	109
	Kamille	Tee trinken, warme Bauchwickel	115

Von der Beschwerde zum passenden Mittel

Symptom	Heilmittel	Anwendung	Seite
Kinderkrankheiten (Forts.)			
Bettnässen	Johanniskraut	Tee trinken und Bauch und Oberschenkel-innenseiten mit Öl einreiben	109
Konzentrationsschwierigkeiten, Hyperaktivität	Honig	Als Kur pur oder in Tee aufgelöst ein-nehmen	43
Wachstumsstörungen	Honig	Als Kur pur oder in Tee aufgelöst ein-nehmen	43
Zahnen	Kamille	Homöopathische Globuli im Mund zerge-hen lassen	115
Krebs			
Therapie unterstützen	Ginseng	Pulver oder Granulat einnehmen	102
	Mistel	Anwendung durch erfahrenen Therapeuten	123
Vorbeugen	Ginseng	Als Kur Pulver oder Granulat einnehmen	102
	Grüner Tee	Regelmäßig trinken	36
	Sauerkraut	Regelmäßig essen gegen Dickdarmkrebs	69
Magen-Darm-Beschwerden			
Appetitlosigkeit	Grüner Tee	Vor dem Essen trinken	37
	Honig	Pur einnehmen	42
	Zwiebel	Essen oder Sirup oder Fertigpräparat ein-nehmen	74
Bauchschmerzen	Auflage	Warmer Heublumensack	161
	Johanniskraut	Warme Bauchwickel, Bauch mit Öl ein-reiben, Tee trinken	109
	Kamille	Tee trinken, warme Bauchwickel	113
Blähungen	Apfelessig	Apfelessig-Honig-Getränk	22
	Johanniskraut	Tee trinken	109
	Kamille	Tee trinken	113
	Knoblauch	Frisch oder als Fertigpräparat einnehmen	54
	Lavendel	Tee trinken	119
	Schwarzkümmel	Samen, Öl oder Kapseln einnehmen, Tee aus Samen trinken	139
	Wickel	Warm mit Kamille, Johanniskraut	160
	Zwiebel	Essen oder Sirup oder Fertigpräparat ein-nehmen	74
Durchfall allgemein	Apfelessig	Mit stillem Mineralwasser verdünnt ein-nehmen	22
	Grüner Tee	Trinken	37
	Johanniskraut	Tee trinken, warme Wickel mit Öl	109
	Schwarzkümmel	Samen, Öl oder Kapseln einnehmen, Tee aus Samen trinken	139

Von der Beschwerde zum passenden Mittel

Symptom	Heilmittel	Anwendung	Seite
Durchfall (Forts.)	Wickel	Warm mit Kamille, Kartoffel, Johanniskraut	160
– durch Bakterien	Honig	Pur einnehmen	42
	Knoblauch	In hoher Dosierung einnehmen	54
Gallenbeschwerden	Pflanzenöle	Olivenöl oder andere hochwertige Öle einnehmen	61
Magenschleimhautentzündung	Johanniskraut	Tee oder Öl einnehmen, warme Wickel	107
(Gastritis)	Kamille	Tee trinken, Rollkur	114
	Pflanzenöle	Olivenöl oder andere hochwertige Öle einnehmen	61
	Sauerkraut	Sauerkraut- oder Kohlsaft trinken	69
	Wickel	Warm mit Kamille, Kartoffel	160
Reizdarm, Reizmagen	Grüner Tee	Regelmäßig statt Kaffee trinken	37
	Honig	Pur oder in Verdauungstee aufgelöst einnehmen	42
	Kefir/Kombucha	Täglich trinken	49
	Kamille	Tee trinken	114
	Knoblauch	Frisch, als Pulver oder Tabletten einnehmen	54
	Lavendel	Tee trinken	119
	Sauerkraut	Sauerkraut- oder Kohlsaft trinken	69
	Wickel	Warm mit Kamille, Kartoffel, Johanniskraut	160
Übelkeit, Erbrechen	Auflage	Warmer Heublumensack	161
	Johanniskraut	Öl einnehmen oder Tee trinken	107
	Kamille	Tee trinken	114
	Schwarzkümmel	Samen, Öl oder Kapseln einnehmen, Tee aus Samen trinken	139
Verstopfung	Apfelessig	Warme Bauchwickel, Apfelessig-Honig-Getränk	23
	Bauchwickel	Warm mit Apfelessig, Johanniskraut, Kamille, Kartoffel	160
	Honig	Pur oder in Abführtee aufgelöst einnehmen	42
	Sauerkraut	Saft trinken, Kraut essen	70
	Schwarzkümmel	Samen, Öl oder Kapseln einnehmen, Tee aus Samen trinken, Bauchwickel	139
	Zwiebel	Essen oder Sirup oder Fertigpräparat einnehmen	74
	Wasser	Kalte Güsse, Waschungen	162

Männerbeschwerden

Symptom	Heilmittel	Anwendung	Seite
Potenzstörungen	Ginseng	Als Kur Pulver oder Granulat einnehmen	102
Prostatavergrößerung	Brennessel	Fertigpräparat oder Tinktur aus Brennesselwurzel einnehmen	94
	Pflanzenöl	Regelmäßig Kürbiskernöl verwenden	61

Von der Beschwerde zum passenden Mittel

Symptom	Heilmittel	Anwendung	Seite
Mund und Zähne			
Entzündung von Zahnfleisch	Apfelessig	Mund spülen, Zahnfleisch betupfen	22
oder Mundschleimhaut	Grüner Tee	Mit starkem Aufguß spülen	37
	Kamille	Mit starkem Aufguß spülen	115
	Ringelblume	Mit Aufguß spülen oder gurgeln	133
	Sonnenhut	Mit verdünntem Preßsaft gurgeln	145
Karies	Grüner Tee	Vorbeugend trinken oder den Mund spülen	37
Lippenherpes	Johanniskraut	Öl auf die betroffene Stelle tupfen	109
	Sonnenhut	Salbe auftragen oder mit Preßsaft betupfen	145
Mundgeruch	Apfelessig	Mit stark verdünntem Apfelessig gurgeln	22
	Grüner Tee	Mit Tee spülen und gurgeln	37
Nervensystem und Psyche			
Psychische Erschöpfung	Ginseng	Pulver oder Granulat einnehmen	100
	Honig	Pur oder in Tee aufgelöst einnehmen	40
	Johanniskraut	Tee trinken oder Fertigpräparat einnehmen	107
	Wasser	Kalte Bäder, Güsse, Waschungen	162
Alzheimersche Erkrankung	Ginkgo	Fertigpräparat einnehmen	97
Depressive Verstimmung	Auflagen	Warmer Heublumensack	161
	Ginseng	Pulver oder Granulat einnehmen	100
	Johanniskraut	Tee trinken oder Dragees einnehmen	108
	Wasser	Kalte Bäder, Güsse, Waschungen	162
Konzentrationsstörungen	Honig	Pur oder in Tee aufgelöst einnehmen	41
	Johanniskraut	Tee trinken oder Dragees einnehmen	107
Kopfschmerzen, Migräne	Apfelessig	Apfelessig-Honig-Getränk, kalte Stirnkompresse	20
	Armbad	Warm, mit ätherischen Ölen	164
	Fußbad	Ansteigend warm	164
	Knoblauch	Frisch oder als Fertigpräparat einnehmen	53
	Kompressen	Kalt mit Quark, warm mit Apfelessig, ätherischen Ölen, Kartoffel	162
	Wasser	Kalter Gesichtsguß	166
Nachlassende Gedächtnisleistung	Ginkgo	Fertigpräparat	97
	Honig	Pur oder in Tee aufgelöst einnehmen	40
Nervenschmerzen	Johanniskraut	Tee trinken oder Fertigpräparat einnehmen, warme Kompressen mit Johanniskrautöl	109
Nervosität	Auflage	Warmer Heublumensack	161
	Honig	Pur oder in Beruhigungstee aufgelöst einnehmen, Bauchwickel	41
	Johanniskraut	Tee trinken oder Fertigpräparat einnehmen	107
	Knoblauch	Frisch oder als Fertigpräparat einnehmen	53
	Lavendel	Tee trinken, Bäder	119

Von der Beschwerde zum passenden Mittel

Symptom	Heilmittel	Anwendung	Seite
Nervensystem und Psyche (Forts.)	Wasser	Kalte, wechselwarme oder warme Bäder, kalte Güsse, Waschungen	162
	Wickel	Kalt oder warm mit Johanniskraut, Kamille, Lavendel	157
Schlafstörungen	Auflage	Warmer Heublumensack	161
	Honig	In Schlaftee auflösen	41
	Johanniskraut	Tee trinken oder Fertigpräparat einnehmen	108
	Knoblauch	Frisch, als Pulver oder Tabletten einnehmen	53
	Lavendel	Tee trinken, Bäder, Kräuterkissen	119
	Wadenwickel	Kalt oder warm mit Apfelessig, Johanniskraut, Kamille, Lavendel	161
	Wasser	Kalte, wechselwarme oder warme Bäder, kalte Waschungen	162
Schwindel	Ginkgo	Fertigpräparat	97
	Wasser	Kalter Gesichtsguß	166
Nieren und Blase			
Blasenentzündung	Apfelessig	Apfelessig-Honig-Getränk	20
	Brennessel	Tee trinken	94
	Honig	Pur oder in Tee aufgelöst einnehmen	42
	Sonnenhut	Preßsaft einnehmen	145
	Zwiebel	Warme Zwiebelauflagen	75
Nierengrieß	Brennessel	Tee trinken	94
Reizblase	Pflanzenöl	Regelmäßig Kürbiskernöl verwenden	61
Ohren			
Ohrenschmerzen	Wickel	Mit Zwiebel	159
Ohrgeräusche	Ginkgo	Fertigpräparat	97
	Wasser	Kalter Gesichtsguß	166
Stoffwechsel			
Entgiftung	Apfelessig	Kur mit Apfelessig-Honig-Getränk	18
	Grüner Tee	Regelmäßig statt Kaffee oder schwarzem Tee trinken	36
	Honig	Pur oder in Tee aufgelöst einnehmen	42
	Kefir/Kombucha	Täglich trinken	49
Erhöhte Blutfettwerte	Ginseng	Pulver oder Granulat einnehmen	101
	Knoblauch	Frisch oder als Fertigpräparat einnehmen	53
	Nachtkerze	Kapseln mit Samenöl einnehmen	129
	Pflanzenöle	Hochwertige Pflanzenöle verwenden	61
	Wein	Zur Vorbeugung regelmäßig Wein trinken	64
Übergewicht	Apfelessig	Kur mit Apfelessig-Honig-Getränk	18
	Sauerkraut	Kur mit Sauerkraut	70

Service-Teil

Dieses Buch soll Ihnen den Einsatz von Haus- und Naturheilmitteln auf allen Ebenen erleichtern und vor allem auch den schnellen Zugang dazu ermöglichen. Aus diesem Grund finden Sie hier kurze Antworten auf einige wichtige Fragen, die im alltäglichen Umgang mit den Heilmitteln auftauchen können. Eine Zusammenstellung von Adressen und Literaturhinweisen hilft Ihnen darüber hinaus bei der Suche nach Behandlern, Interessengemeinschaften, Bezugsquellen und weiterführenden Informationen zu bestimmten Themen.

Wichtige Fragen kurz beantwortet

Heilmittel aus der Küche

Wie können Blähungen vermieden werden, die bei manchen Menschen nach dem Verzehr von Sauerkraut entstehen?

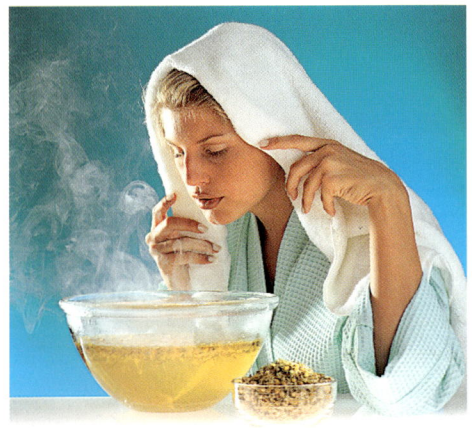

Inhalation mit Kamille hilft bei Erkältungen

▶ Erhitzen Sie das Sauerkraut zuerst ohne Fett, aber mit Kümmel, Fenchel, Wacholderbeeren und etwas Honig. Wurst, Fleisch, Schmalz oder Speck geben Sie erst am Schluß dazu. Wer dennoch Blähungen bekommt, kann diese mit Kümmel lindern: Kauen Sie einige Kümmelfrüchte, oder bereiten Sie daraus einen Tee zu. Übrigens: Wer regelmäßig Sauerkraut und andere Kohlgemüse ißt, kann seinen Verdauungsapparat daran gewöhnen, so daß Blähungen ausbleiben.

Was ist der Unterschied zwischen Blüten- und Waldhonig?

▶ Beide Honigsorten werden aus zuckerhaltigen Produkten hergestellt, die ansonsten, was das Rohmaterial betrifft, aber nicht viel gemeinsam haben: Für Blütenhonig sammeln die Bienen den Nektar der Blüten, für Waldhonig dagegen Honigtau, ein Ausscheidungsprodukt von Insekten, zum Beispiel von Läusen, die auf Baumblättern oder -nadeln leben.

Welche Möglichkeiten gibt es, Küchenkräuter haltbar zu machen?

▶ Die bekannteste Form der Konservierung ist das Trocknen. Hängen Sie die Kräuter sofort nach der Ernte an einen luftigen, jedoch nicht sonnigen Ort. Sie können die Kräuter aber auch einfrieren, zum Beispiel fein gehackt in Eiswürfelbehältern oder im Ganzen in Alufolie eingewickelt. Oder Sie legen die Kräuter in Salz und Olivenöl, in Öl oder Essig ein.

Was sind die Unterschiede zwischen Schwarzem und Grünem Tee?

▶ Beide Teesorten stammen von der gleichen Pflanze. Nach der Ernte werden die Teeblätter für den Schwarzen Tee mit Hilfe ihrer eigenen Enzyme anfermentiert. Dadurch nehmen die Blätter eine rotbraune, nach dem Trocknen eine schwarze Färbung an. Durch diesen Prozeß kann der Körper das im Tee enthaltene Koffein schneller aufnehmen, der Schwarze Tee wirkt deshalb anregender als Grüner Tee. Bei der Fermentierung gehen jedoch wichtige Wirkstoffe verloren, die in Grünem Tee erhalten bleiben. Schwarzer Tee, der früher zum größten Teil auf den Plantagen der Engländer in ihren Kolonien angebaut wurde, ist eigentlich nur ein Genußmittel – lediglich bei Durchfall wirkt er leicht stopfend.

Woran erkennt man hochwertige Pflanzenöle?

▶ Die meisten Inhaltsstoffe wie Vitamine, Flavonoide, Lezithin und Aromastoffe bleiben nur in kaltgepreßten Pflanzenölen enthalten. Kaltgepreßtes Olivenöl erkennen Sie beispielsweise an dem Zusatz »extra vergine« oder »vergine« beziehungsweise »Extra nativ« oder »Nativ«. Raffinierte Öle dagegen wurden stark erhitzt und mit Hilfe von chemischen Lösungsmitteln gewonnen. Sie enthalten weniger wertvolle Inhaltsstoffe, sind allerdings auch länger haltbar und können stärker erhitzt werden, ohne daß gesundheitsschädigende Stoffe entstehen. Öl, das ranzig geworden ist, darf nicht mehr verwendet werden. Es enthält ebenfalls Substanzen, die die Gesundheit schädigen können.

Service-Teil

Heilpflanzen

Wie lange können getrocknete Heilpflanzen aufbewahrt werden?

▶ Werden die Blüten, Blätter oder Wurzeln dunkel und trocken gelagert, behalten sie ihre Qualität etwa ein Jahr lang. Dann lassen sie nach und nach in ihrer Wirksamkeit nach, weil empfindliche Inhaltsstoffe zerstört werden. Ernten beziehungsweise kaufen Sie am besten also nur so große Mengen, wie Sie innerhalb eines Jahres verbrauchen.

Warum können manche Pflanzen nicht einfach mit heißem Wasser übergossen werden, um Tee zuzubereiten?

▶ Pflanzen, die einen hohen Schleimstoffgehalt haben (Eibisch, Malve), müssen Sie mit kaltem Wasser übergießen und über Nacht stehenlassen, damit die Schleimstoffe nicht zerstört werden. Dasselbe gilt für Pflanzen mit einem sehr hohen Gerbstoffgehalt (Bärentraubenblätter, Baldrian). Der Kaltauszug bewirkt hier, daß der Tee nicht so bitter schmeckt. Eine andere Möglichkeit ist, Pflanzenteile nicht nur zu übergießen, sondern etwa 5 Minuten in einem emaillierten Topf bei schwacher Hitze zu kochen; dann müssen sie noch 5 Minuten ziehen und werden danach abgeseiht. Hauptsächlich Wurzeln und Rinde werden so zubereitet.

Welche Nebenwirkungen können durch die Behandlung mit Heilpflanzen auftreten?

▶ Grundsätzlich kann jede Arznei unerwünschte Nebenwirkungen oder Wechselwirkungen mit anderen Medikamenten haben. Dies gilt auch für Heilpflanzen, allerdings sind hier Nebenwirkungen selten und meist schwächer ausgeprägt. Wenn zum Beispiel ein pflanzliches Arzneimittel in sehr empfindliche Systeme des Organismus wie Hormon- oder Immunsystem eingreift, hat dies natürlich ähnliche Auswirkungen wie bei einer chemischen Substanz. Ebenso können sehr stark wirkende oder giftige Stoffe – abhängig von der Dosierung und der Empfindlichkeit des Patienten – Probleme bereiten. Und außerdem reagieren manche Menschen auf »ganz harmlose« Pflanzen allergisch.

Wasser und Wickel

Wie wirken kalte Wickel?

▶ Durch die feuchte Kälte ziehen sich zuerst die oberflächlichen Blutgefäße zusammen, um den ganzen Körper vor Auskühlung zu schützen. Nach kurzer Zeit, wenn der Kältereiz nachläßt, wird viel warmes Blut mit Nährstoffen und Sauerstoff an die ausgekühlte Stelle geleitet und die kurzfristige Unterversorgung wieder ausgeglichen. Der gesamte Stoffwechsel der Region wird kräftig angeregt, das Lymphsystem und die Atmung werden aktiviert und innere Organe über Nervenbahnen stimuliert.

Wann werden kalte, wann warme Wickel angewendet?

▶ Kalte Wickel werden bei akuten Erkrankungen eingesetzt. Sie lindern Entzündungen und Schmerzen, bringen den Kreislauf in Schwung und aktivieren die Abwehrkräfte. Der Körper muß die Wärme selbst erzeugen. Ist der Organismus durch eine länger dauernde Erkrankung schon geschwächt, werden warme Wickel eingesetzt. Sie führen von außen Wärme zu, die Abwehrkräfte werden eher unterstützt als aktiviert. Ist der zu behandelnde Körperteil kühl, muß er zuerst durch einen warmen Wickel oder eine Wärmflasche erwärmt werden. Ein warmer Wickel sollte nicht bei Fieber angelegt werden. Warm oder kalt richtet sich vor allem aber auch nach dem subjektiven Empfinden des Patienten. Der Wickel soll nie unangenehm sein. Bei kleinen Kindern dürfen die Reize nicht zu stark sein: der kalte Wickel nicht zu kalt, der heiße Wickel gut warm.

Was ist der Unterschied zwischen Umschlag, Wickel, Auflage und Kompresse?

▶ Umschlag ist einfach eine andere Bezeichnung für Wickel. Eine Auflage wird im Gegensatz zum Wickel nicht um einen Körperteil herumgewickelt, sondern auf die erkrankte Region gelegt. Ein Beispiel ist der warme Heublumensack, der auf schmerzende Gelenke, Verspannungen oder bei Bauchschmerzen aufgelegt wird. Kompressen können besonders schnell und einfach angewendet werden: Sie müssen nur ein kleines Handtuch in Wasser tränken und auf Sportverletzungen oder Wunden legen.

Allgemein
Wie erkenne ich einen guten Therapeuten?

▶ Ein seriöser Therapeut, der naturheilkundlich behandelt – Arzt oder Heilpraktiker –, führt zuerst ein ausführliches Diagnosegespräch (Informationen über vorausgegangene Diagnose und Behandlung, Lebens- und Arbeitsbedingungen, Ernährungsgewohnheiten) und untersucht den Patienten eingehend. Er oder sie formuliert ein Behandlungsziel und einen zeitlich begrenzten Behandlungsplan, an dem die Wirksamkeit der Behandlung überprüft werden kann. Er klärt über eventuelle Risiken der Therapie auf, bespricht zu Beginn die Kosten und klärt eine mögliche Erstattung durch die Krankenkasse. Ein seriöser Therapeut beantwortet bereitwillig alle Fragen des Patienten, auch über seine Ausbildung und den beruflichen Werdegang. Er verspricht keine totale oder sofortige Heilung, lehnt die Schulmedizin und andere Verfahren nicht grundsätzlich ab und akzeptiert, wenn der Patient die Meinung eines weiteren Therapeuten hören will.

Service-Teil

Adressen, die weiterhelfen

Australian Import Traders Barber & Baldwin GmbH, Kreuzeckstraße 18, 82362 Weilheim, Tel. 08 81/65 38
Aloe-vera- und Teebaumöl-Präparate von guter Qualität können Sie unter dieser Adresse bestellen.

Bayerisches Staatsministerium für Landesentwicklung und Umweltfragen, Rosenkavalierplatz 2, 81925 München, Tel. 089/9 21 40
Unter dieser Adresse können Sie verschiedene Broschüren kostenlos anfordern: »Schützen und blühen lassen – Geschützte Pflanzen«, »Sehen und schätzen lernen – Naturnahe Biotope in Bayern« und »Lebensraum Blumenwiese«.

Deutsche Arbeitsgemeinschaft Selbsthilfegruppen e.V., Friedrichstr. 28, 35392 Gießen
Bei dieser Arbeitsgemeinschaft können Sie erfahren, für welche Krankheiten es Selbsthilfegruppen gibt.

Forum Essenzia e.V., Gemeinnütziger Verein für Förderung, Schutz und Verbreitung der Aromatherapie und Aromapflege, Mäuselweg 29, 81375 München, Tel./Fax 089/7 14 53 91
Der Verein gibt Adressen von Teebaumöl-Lieferanten weiter und veranstaltet Kurse zum Thema Aromatherapie. Außerdem können Sie das zweimal jährlich erscheinende Infoheft »F•O•R•U•M« mit aktuellen Informationen zur Aromatherapie anfordern.

Interpilz Dr. Meixner GmbH Stuttgart, Tel. 07 11/6 87 66 06
Unter dieser Telefonnummer können Sie Kefirknollen (ca. 55 Mark) oder Kombuchapilz (ca. 90 Mark) bestellen. Aber nicht nur das: Es gibt fertiges Kombucha-Getränk, Kombucha-Elixier, Kombucha-Essig.

Schützen-Apotheke, Schützenstraße 5, 80335 München, Tel. 089/55 76 61
Die älteste Apotheke Münchens bietet besonders umfassenden Service und Beratung auf dem Gebiet der Alternativmedizin. Dazu gehören eine große homöopathische Abteilung, Hildegardmedizin, Aura Soma, Ayurvedische Medizin und Nahrungsergänzungsmittel. Jeden Monat finden dort außerdem Patientenseminare statt.

Internetadressen

http://www.bawue.de/~kombucha/german.html
Wie verschicke ich Kombucha per Post? Anworten auf diese und viele andere Fragen zu dem gesunden Teepilz finden Sie hier. Klicken Sie sich durch Rezepte mit Kombucha, Meinungen und Kommentare, Erfahrungsberichte aus der ganzen Welt, oder bestellen Sie sich Ihren Pilz über die Kombucha-Börse. Sie können sich auch zu anderen Kombucha-Homepages führen lassen.

http://www.tee.org/index.html
Die Universität Köln bietet auf dieser Seite fundierte, aber leichtverständliche Informationen zu insgesamt 182 Heilpflanzen, wichtigen Vitaminen, Mineralstoffen und Spurenelementen.

http://www.uni-giessen.de/
nutriinfo/frameset.htm
*Unter dieser Internetadresse erfahren
Sie, wie sich Schwangere, Kinder oder
Sportler richtig ernähren, wie man seinen Body-Mass-Index richtig bestimmt
oder welche Diät Leberkranken gut bekommt.*

http://www.naturheilkunde-aktuell.de/
*Suchen Sie einen guten Heilpraktiker in
Ihrer Nähe? Hier sind einige aufgelistet
mit Adresse, Telefonnummer und Spe-
zialgebieten. In der Bücherdatenbank
können Sie unter 10 000 Titeln zum
Thema Gesundheit suchen. Außerdem
gibt's Informationen über Therapie-
und Diagnoseverfahren, Tierheilprakti-
ker und noch vieles mehr.*

Bücher, die weiterhelfen

Allgemein

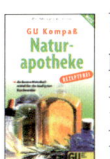

**Ullmann, Marcela: GU Kom-
paß Naturapotheke – rezept-
frei. Gräfe und Unzer Verlag,
München**
Kompakt, informativ und zur
sofortigen Umsetzung gedacht: Ein
Überblick über die besten Naturheilmittel gegen die häufigsten Beschwerden.

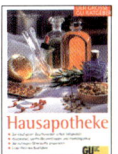

**Wenzel, Petra: Hausapothe-
ke. Gräfe und Unzer Verlag,
München**
Hier finden Sie viele Tips für
eine gut sortierte Hausapo-
theke. Sie lernen, wie Verbände richtig

angelegt werden und wie Arzneimittel
richtig angewendet werden. Und wer
unter Beschwerden leidet, kann nachschlagen, wie diese am besten zu behandeln sind.

Heilpflanzen

**Bocksch, Manfred: Das praktische
Buch der Heilpflanzen. BLV Verlags-
gesellschaft, München**
Portraits von fast allen in Mitteleuropa
wachsenden Heilpflanzen, nach Le-
bensräumen sortiert. Mit vielen Farbfotos.

**Fischer-Rizzi, Susanne: Medizin der
Erde – Legenden, Mythen, Heilanwen-
dungen und Betrachtung unserer Heilpflanzen. Hugendubel Verlag,
München**
Die Autorin versucht, mit Geschichten,
Märchen, Mythen das »Wesen« verschiedener Heilpflanzen zu vermitteln,
es gibt auch ganz praktische Informationen zur Heilwirkung bei Mensch
und Tier.

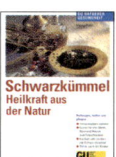

**Franz, Maren: Schwarz-
kümmel – Heilkraft aus der
Natur. Gräfe und Unzer
Verlag, München**
Umfassender Ratgeber mit
Tips, Dosierungen, Rezepten, speziel-
len Anwendungen bei Beschwerden so-
wie Kuren mit Schwarzkümmel.

**Fulder, Stephen: Das Buch vom Gin-
seng. Goldmann Verlag, München**
Umfangreiches Taschenbuch, das neben den üblichen Informationen auch
Kommentare zur Situation der modernen Medizin, Hypothesen zur Wirk-

weise des Ginseng und einen Ausflug in die chinesische Vorstellung von Krankheit und Gesundheit enthält und außerdem wichtige wissenschaftliche Studien zu Ginseng beschreibt.

Minker, Margaret: Die Kraft der Heilpflanzen – Echinacea. dtv, München Ausführliche Informationen zur Geschichte, den Wirkstoffen, Einsatzgebieten und Nebenwirkungen von Echinacea. Ohne Bilder.

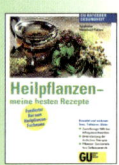 **Pahlow, Mannfried: Heilpflanzen – meine besten Rezepte. Gräfe und Unzer Verlag, München** 15 ausgewählte Heilpflanzenportraits. Viele Rezepte zum Selbermachen von Tees, Inhalationen etc. sowie Hinweise auf Verwendungsweisen in der Homöopathie und als Küchengewürze.

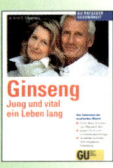 **Prinzenberg, Ernst D.: Ginseng – Jung und vital ein Leben lang. Gräfe und Unzer Verlag, München** Informationen über die Geschichte des Ginseng, Anbau und Verarbeitung, über seine Wirkstoffe und die Qualitätsunterschiede. Tips für die Einnahme von Ginseng bei bestimmten Beschwerden.

Scherf, Gertrud: Die Kraft der Heilpflanzen – Ginkgo. dtv, München Ausführliche Informationen zur Geschichte und den Einsatzgebieten von Ginkgo. Ohne Bilder.

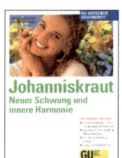 **Schwarz, Aljoscha/Schweppe, Ronald: Johanniskraut. Gräfe und Unzer Verlag, München** Ratgeber mit vielen konkreten, praktischen Anleitungen zum Selbstanbau und zur Herstellung von Heilmitteln sowie Einkaufstips zu Fertigpräparaten.

Weidinger, Hermann-Josef: Guter Morgentip vom Kräuterpfarrer. Verlag Niederösterreichisches Pressehaus, St. Pölten-Wien Mit seiner bildhaften Sprache führt der Kräuterpfarrer den Leser durch das ganze Jahr. Für jeden Tag gibt es eine eigene Seite mit zur Jahreszeit passenden Heilpflanzenrezepturen, Hinweise zum Anbau, Tips für die Gesundheit und viele Lebensweisheiten.

Hausmittel

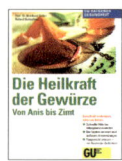 **Bettschart, Robert: Die Heilkraft der Gewürze – Von Anis bis Zimt. Gräfe und Unzer Verlag, München** Typgerecht würzen nach Ayurveda, Rezepturen der Hildegard von Bingen, Rezepte gegen Alltagsbeschwerden.

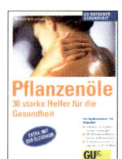 **Braunschweig, Ruth von: Pflanzenöle – 30 starke Helfer für die Gesundheit. Gräfe und Unzer Verlag, München** Von Aprikosenkern- bis Walnußöl: Rezepte aus der Mittelmeerdiät gegen erhöhten Cholesterinspiegel, Schönheitsrezepte und vieles mehr.

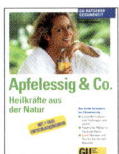 **Küllenberg, Bernd: Apfelessig & Co. – Heilkräfte aus der Natur. Gräfe und Unzer Verlag, München**
Sie erfahren Wissenswertes zur Geschichte, zu den Inhaltsstoffen und zur Wirkung von Apfelessig (und Honig). Danach folgen die unterschiedlichen Möglichkeiten, Apfelessig einzusetzen: für die Gesundheit in der Küche oder als Haushaltsmittel.

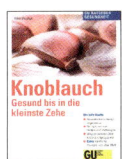 **Pospisil, Edith: Knoblauch – Gesund bis in die kleinste Zehe. Gräfe und Unzer Verlag, München**
Inhalt dieses Buches ist die Bedeutung von Knoblauch in der Geschichte, wie er wirkt und vor allem bei welchen Beschwerden. Außerdem gibt es Tips zum Anbau und einige Rezepte.

Ravens, Ulrich: Die geheime Kraft der Zwiebel. Midena Verlag, Augsburg
Informationen rund um die Zwiebel: Heilwirkung, Einsatzgebiete, Rezepte. Mit Farbfotos.

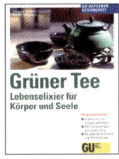 **Schwarz, Aljoscha/Schweppe, Ronald: Grüner Tee – Lebenselixier für Körper und Seele. Gräfe und Unzer Verlag, München**
Der Tee als uraltes Heilmittel, die Teepflanze, die verschiedenen Sorten, Heilwirkung und Harmonie für Körper und Seele, die richtige Zubereitung und vorbeugen und heilen mit Grünem Tee – das sind die wichtigsten Themen dieses Ratgebers.

Von Wimpffen, Hans Hermann: Sauerkraut. Orac Verlag (im Verlag Kremayr & Schierau), Wien
Engagiertes Buch zum Thema Sauerkraut mit Infoteil und vielen Rezepten. Mit wenigen Fotos von Sauerkrautgerichten.

Worm, Nicolai: Täglich Wein – Gesünder leben mit Wein und mediterraner Ernährung. Hallwag Verlag, Bern
Ein Plädoyer für den Wein inklusive wissenschaftlichem Hintergrund. Sehr ausführliche und gut verständliche Informationen.

Wasser und Wickel

Kneipp, Sebastian: Meine Wasserkur/So sollt ihr leben. Ehrenwirth Verlag, München
Die beiden bekanntesten Bücher von Pfarrer Kneipp in einem Band.

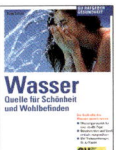 **Schutt, Karin: Wasser – Quelle für Schönheit und Wohlbefinden. Gräfe und Unzer Verlag, München**
Die Heilkräfte des Wassers nutzen: Mit einer Thalassokur, Kräuter- und Ölbädern, mit einer Trinkkur oder Kneippschen Anwendungen.

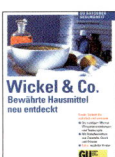 **Uhlemayr, Ursula: Wickel & Co. – Bewährte Hausmittel neu entdeckt. Gräfe und Unzer Verlag, München**
Hier finden Sie alles, was Sie für die wirkungsvolle Anwendung von Wasser und Wickeln und deren Zusätzen wissen müssen.

Register

Impressum

Zur Autorin

Tanja Hirschsteiner lebt als freiberufliche Medizin-Journalistin in München. Sie hat nach dem Studium der Romanistik und Psychologie eine Heilpraktiker-Ausbildung absolviert und beschäftigt sich seit vielen Jahren intensiv sowohl mit alternativ- als auch mit schulmedizinischen Heilverfahren.

Fotos

Bavaria/ Stock Imagery: Seite 152
Sigurd Döppel: Umschlagvorderseite, Seite 6, 8, 14, 76, 82, 89, 97, 112, 143, 150, 180
Siegfried Eigstler: Seite 86
Hermann Eisenbeiss: Seite 7, 109, 127, 146, Umschlagrückseite/oben
Manfred Jahreiß: Seite 59
Gudrun Kaiser: Seite 43, 52
Ulla Kimmig: Seite 160, 161, 164
Susanne Kracke: Seite 62
Michael Leis: Umschlagrückseite/Mitte
Mauritius-AGE: Seite 41
Manfred Pforr: Seite 9, 90, 95, 130, 132, 139, 148
Reinhard-Tierfoto: Seite 2, 3, 4, 5, 6, 7, 31, 33, 38, 50, 55, 71, 72, 77, 79, 92, 98, 100, 103, 105, 110, 116, 120, 123, 124, 133, 134, 136, 140
Thomas von Salomon: Seite 166, Umschlagrückseite/unten
Reiner Schmitz: Seite 4, 7, 12, 17, 20, 22, 27, 35, 75, 84, 102, 114, 151, 155, 157, 162
Stock Food: Seite 64
Toni Stone: Seite 108, 119
Studio Teubner: Seite 14, 25, 29, 44, 51, 63, 66

Redaktion: Ilona Daiker
Lektorat: Dr. Maren Killmann
Bildredaktion: Christine Majcen-Kohl
Herstellung: Susanne Mühldorfer
Layout: Carsten Tschirner
Umschlaggestaltung: Independent Medien-Design, München
Satz: Easy Pic Library, München
Lithos: Fotolito Longo, Bozen
Druck und Bindung: Druckerei Auer, Donauwörth

ISBN 3-7742-3029-3

Auflage 5.   4.   3.   2.   1.
Jahr   02   01 2000 99   98

Die **GU-Homepage** finden Sie im Internet unter **www.gu-online.de**

Umwelthinweis: Dieses Buch wurde auf chlorfrei gebleichtem Papier gedruckt. Um Rohstoffe zu sparen, haben wir auf Folienverpackung verzichtet.

Wichtiger Hinweis
In diesem Ratgeber ist die Behandlung häufiger Alltagsbeschwerden mit bewährten Haus- und Naturheilmitteln dargestellt. Jeder Leser ist aufgefordert, in eigener Verantwortung zu entscheiden, ob und inwieweit er natürliche Heilmittel zur Behandlung seiner Beschwerden einsetzen möchte. Beachten Sie bitte die Warnhinweise im Text sowie die Ausführungen zu den Grenzen der Selbstbehandlung auf Seite 13, und halten Sie sich genau an die Dosierungs- und Anwendungsvorschriften. Wenn Sie in ärztlicher Behandlung sind, informieren Sie bitte Ihren Arzt über Ihr Vorhaben, sich mit Haus- und Naturheilmitteln selbst zu behandeln.